被験者保護と刑法

Protection of Human Subjects and
Criminal Law

甲斐克則
Katsunori Kai

医事刑法研究第3巻
Medicine and Criminal Law Vol.3

成文堂

は し が き

　本書は，人体実験・臨床研究と刑法，あるいは被験者保護法制に関する私のこれまでの公表論文に，必要な範囲で一定の加筆・修正を施し，一部は書き下ろしてまとめた「医事刑法研究」シリーズの第3巻である。当初は書名を『人体実験と刑法』にすべきか『被験者保護と刑法』にすべきか迷ったが，前者の書名では，いかにも臨床研究も含めて人体実験をすべて刑法で処罰すべきだという響きを与えかねない。私の本意は，適正な被験者保護を前提としたうえでの科学技術・医学の進歩こそが正しい方向を示しているとの確信から，そのかぎりで刑法がいかなる役割を果たしうるのかを探求することにあるので，敢えて書名を『被験者保護と刑法』とした。

　法学者の手によるこのテーマのモノグラフィーは，ドイツでは多いが，日本でははじめてではないかと思われる。それだけに内容にやや不安を覚える。なぜなら，この問題は，法学，ましてや刑法だけの問題に収まりきれない内容が多く，医学，薬学，哲学・倫理学，社会学，心理学，生命倫理，統計学等々，多様な知識を必要とするからである。この点を意識して，これまで多様な分野の方々と共同研究してきたおかげで，可能なかぎり情報や知識を得ることができたが，1書にまとめるにあたり，改めて限界を自覚せざるをえない。しかし，この分野に常時関心を抱いて研究している法学関係者は，日本では光石忠敬弁護士ほか，きわめて少ないのが現状であり，欧米諸国との格差を感じざるをえず，何とか日本でもこの問題に多くの（刑法学者も含め）法学関係者が関心をもっていただくために，あるいはこれまでお世話になった医学，薬学，哲学・倫理学，社会学，心理学，生命倫理，統計学等々の方々，さらには実際に私が参加したいくつかの倫理委員会等で共に倫理委員として活動した（あるいは活動中の）方々に一応の研究成果を還元するために，不十分ながら敢えて本書を上梓する次第である。特に光石弁護士には，長年にわた

り貴重な資料をいつも提供していただいたことに，まずは深く感謝したい。

　さて，もともと私自身がこの問題に具体的にどのようにして関心をもってきたかを読者の方々に知っていただくために，これまでの個人的慣例に倣って，あるいはこの「はしがき」を楽しみにしている読者の方々のために，本書の概要ないし趣旨について各章毎に簡潔に述べておきたい。なお，本書も，各章の前後で若干の重複がある点を予めご了解していただきたい。

　序章「生命倫理および医事法の原点としての被験者保護と『人間の尊厳』」は，2002年11月2日と3日の両日，広島市の広島国際会議場で開催された第14回日本生命倫理学会年次大会（統一テーマ「人間の尊厳と生命倫理──平和都市広島からの発信──」）のシンポジウムⅠ「広島からみた生命倫理」において報告した原稿（生命倫理 VOL.13 NO.1（2003年））に一部加筆したものである。タイトルが示すように，被験者保護と「人間の尊厳」は，生命倫理および医事法の原点だと思われる。しかも，統一テーマが示すように，それは平和を希求するものである。したがって，この序章に本書の真意が凝縮されているといってもよい。ちなみに，この大会では私は大会長を仰せつかり，相当なエネルギーをその準備と運営に費やしたが，その甲斐があり，大会は2日間とも大盛況で，内容的にも大きな成果を収めた（詳細は学会誌の生命倫理（上掲）参照）。実行委員長を務めていただいた広島大学大学院文学研究科の松井富美男教授や実行委員であった岡山大学大学院医歯学総合研究科の粟屋　剛教授らと苦労しながら大会の準備をしたことが懐かしく思い出される。また，当時の日本生命倫理学会の理事長は，中谷瑾子先生であったが，中谷先生も2004年6月にご逝去された。大会2日目の最後にご挨拶をいただいた際，私からお礼の意味を込めて壇上で花束をお渡しする機会があったが，そのときの中谷先生の笑顔が忘れられない。これまで特に生命倫理の領域で機会あるごとに引き立てていただいたご恩に対し，この場をお借りして改めて謝意の念を表し，ご冥福をお祈りしたい。

　第1章「『人間の尊厳』と生命倫理・医事法──具現化の試み──」は，『三島淑臣教授古稀祝賀・自由と正義の法理念』（2003年・成文堂）に寄稿したもの

である。本章は，序章で取り上げた「人間の尊厳」の内容を肉付けし，具現化しようとするものである。「人間の尊厳」は，日本ではまだ抽象的な概念だとして批判的な見方も根強いが，それは決して「抽象的な」「概念」ではなく，日常的に実在する，具体的な内実をもったものであり，とりわけ人体実験ないし臨床試験や新規医療テクノロジーの開発においてはこれが深く関わるものであることを，この論文で論証しようとした。特にドイツでは，哲学者カントの「人間を単に手段としてのみ用いてはならない」という名言を継受し，「人間の尊厳」を根底に据えた骨太の議論や政策がこの分野でなされていることは，この論文が捧げられた法哲学者でありカント研究者でもある三島淑臣先生（主著の『理性法思想の成立——カント法哲学とその周辺——』（1998 年・成文堂）参照）との関係で，実に興味深いものがある。三島先生には，私が九州大学法学部の 4 年生であったとき，井上祐司先生の刑法演習のほかに，当時一般法律演習 B と呼ばれた法思想史演習にも参加させていただいて以来，大学院に進学してもご指導賜った学恩がある。「近代社会とは何か」について関心を持って大学卒業当時（1977 年）に書いた卒業レポートは，「ドストエフスキーとルソー」という，今から見ると内容の乏しい（誰にも見せたくない）ものであったが，三島先生は，最後に「所感」として次のような心に残る一文を認めて下さった。

　　「ルソーとドストエフスキーの類似性という，通常見逃されがちなテーマに着眼した点は敬服に値します。このテーマをつっこんで行くことは，同時に＜近代＞というもののもつ矛盾と根本的問題性をえぐり出すことになるでしょうから。〔原文改行〕しかし，そのためには，単なる表面的な共通性＝類似性だけでなく，両者の実存——生の根本的たたずまい——の根源にまで入りこんで，共通性＝類似性の出て来る根拠を明らかにするのでなくてはなりますまい。そしてそのことは又，……両者の根本的相違，ドストエフスキーのルソー批判の側面（"自己愛"の原罪性）をも徹底的に究明することを要請してくるのではないでしょうか。〔原文改行〕いずれにしても，刑法の専門的研究と並行して，このようなテーマを生涯追求されつづけられんことを祈ります。それが又，真に専門家たり得る王道でしょうから」。

この一文は，現在に至るまで脳裏に深く刻み込まれており，研究に悩むとき，そして，特に本書のようなテーマに取り組むとき，このレポートを取り出しては自戒して机に向かうエネルギーを与えてくれている。上記の記念論文集の献本式の際，このレポートを持参して三島先生にお話したら，懐かしんで喜んでいただいたのを思い出す。この寄稿論文を本書に収めることで改めて三島先生の学恩に感謝すると同時に，自己の未熟さを痛感し，今後のさらなる精進を誓いたい。

第 2 章「人体実験と日本刑法」は，金澤文雄先生の広島大学定年退官記念論集（広島法学 14 巻 4 号（1991 年））に寄稿したものであり，本書の中では最初に執筆した論文である。本章では，刑事事件として扱ってもよいような人体実験の事例が法的に放置されてきた点を克明に描き出し，しかも人体実験を「政策的人体実験」，「研究本位的人体実験」および「治療的実験・臨床試験」という具合に 3 分類して，それぞれを刑法解釈論的観点から分析・検討した。この分類が妥当かどうかについては，やや躊躇を覚えるが，今回，特に修正しなかった。幸いにもこの論文は，刑法学者のみならず，裁判官，弁護士，生命倫理学者等，多くの人々に読まれた。特に，早い時期に中村哲判事が「試行的な医療行為が法的に許容されるためのガイドライン——主として試行的な治療行為について——」判例タイムズ 825 号（1993 年）においてこの論文を詳細に取り上げていただいたこと，また，加藤久雄教授が『医事刑法入門』の『初版』（1996 年・東京法令）以来，その『新訂版』である『ポストゲノム社会における医事刑法入門』（2004 年・東京法令）に至るまで，その第 4 章「治療的人体実験と刑事規制」においてこの論文を正面から取り上げていただいたことは，実にありがたいことであった。

なお，解釈論の部分で趣旨を明確にするため一部加筆・修正した部分がある（特に「正当化事由の競合」論）。私は，1991 年に金澤先生の後任として広島大学法学部で刑法を担当することになったが，その前の海上保安大学校在職中の 7 年間と広島大学在職中の 13 年間の合計 20 年間にわたり，広島の地で，金澤先生から医事刑法ないし生命倫理の薫陶を受けた。それは，形式として

直接指導を受けたというよりも，研究会や倫理委員会等の席で機会あるごとに謦咳に接することにより，この種の問題を含め，哲学や生命倫理の基本問題にきわめて造詣が深い先生ならではの貴重なお話を数多く聞けたこと，そして先生が残された貴重な研究書を受け継ぎ，充実した研究環境で刑法・医事刑法の研究ができたという実質面にある。そして，特に本章で引用した金澤先生の論文「人体実験の適法性の限界」（植松博士還暦祝賀『刑法と科学（法律編）』（1971年・有斐閣）所収）および著書『刑法とモラル』（1984年・一粒社）は，後述のアルビン・エーザー先生の論文とともに，本書のテーマの大きな導きの糸となっている。また，広島の地で，1998年には第28回日本医事法学会年次大会を開催でき，2002年には上記の第14回日本生命倫理学会年次大会が開催されたこと，そして，2004年には82回日本刑法学会大会を開催できたことを，金澤先生には，ことのほか喜んでいただいた。この場をお借りして，長年の学恩と平和都市広島で共に学問ができたことを感謝したい。

　第3章「医薬品の臨床試験とインフォームド・コンセント」は，第21回日本医事法学会年次大会における個別報告原稿を一部加筆してまとめたものである（年報医事法学7（1992年））。これは，第2章の論文の延長線上に位置し，特に医薬品の臨床試験に特化した内容である。当時，光石忠敬弁護士や唄孝一教授を除けば，それほど法律関係者はこの問題に深く関心を持っていなかった。旧GCPがようやくできるかできないかの時期であったので，どういう視点から問題提起すべきか苦悩した記憶がある。しかし，光石弁護士には貴重な資料を何度も送っていただいたりして，何とか報告することができた。本書序章および第1章で展開した「メディカル・デュープロセスの法理」という語を用いたのは，このときがはじめてである。短いながら，幸いにも，この論文もかなり読まれた。

　第4章「院内製剤とインフォームド・コンセント」は，日本病院薬剤師会雑誌Vol. 36 No. 3（2000年）に寄稿した論文に一部加筆したものである。もともとこの論文の元になったのは，薬剤師の梶原麻佐路氏と共同研究して，第24回日本医事法学会年次大会の個別報告で共同報告した「『医薬品』規格外の

薬剤による薬物療法とその法的問題性」(年報医事法学10 (1995年)) である。治験は，あくまで市場に出回る薬剤の安全性や有効性をチェックするために薬事法に基づいて行われるが，実際には，そのルートに乗らない薬剤が目的外使用ないし規格外使用という形で医療現場において多く使われているので，何とかルール化しないと危険であるという共通認識から，われわれはかなり時間をかけて共同研究した。梶原氏には，随分と薬の知識を教えていただいた。この場をお借りして謝意を表したい。この報告は，「このような問題もあったのか」と，一部では驚きの声も聞かれるほどインパクトがあった。以後，関係方面で関心が持たれ，毎日新聞の依頼を受けて，「薬剤の『適応外使用』にルール必要」(毎日新聞1996年1月23日付朝刊) という一文を書いたりもしたし，その後，日本病院薬剤師会から依頼を受けて，法的観点に主眼を置いて書き改めたのが，本章の直接的な元になる論文である。ただ，一般の方々の目には触れにくいので，本書に収めることで，より広く読まれ，問題意識を多くの方に持っていただければ幸いである。本書終章でも書いたが，最近，薬事法改正で，医師主導型治験が導入された。この問題のルール化の始まりかもしれない。今後の動向に留意したい。

第5章「臨床研究・人体実験とドイツ法」は，1997年に開催された第27回日本医事法学会年次大会のシンポジウム「臨床研究」において報告したものに若干の加筆を施したものである (年報医事法学13 (1998年))。このシンポジウムの準備のための数回の共同研究が実に楽しかった。唄　孝一先生の問題意識 (「『臨床研究』に対する医事法学的接近」) と渡辺　亨医師の臨床現場からの問題提起 (「わが国の臨床試験の現状」) に一同触発されて，比較法的観点から，丸山英二教授担当の「臨床研究に対するアメリカ合衆国の規制」，宇都木　伸教授の「イギリスにおける臨床研究」，私の「臨床研究・人体実験とドイツ法」，そして光石忠敬弁護士の「日本の現状と問題点」という具合に，まさに各国の臨床試験制度の比較検討ができたし，それを踏まえた大会当日の議論も実に有益であった。特にドイツの理論や制度を研究できたこと，そして比較法的研究の重要性を再認識できたことは，大変有意義であったと思っている。これ

は，本書第6章に繋がることになる。唄先生はじめ，諸先生に改めて御礼申し上げたい。

　第6章「ドイツとオランダにおける被験者保護法制の比較法的考察」は，早稲田法学80巻1号(2004年)に寄稿したものであるが，元は，厚生労働科学研究費補助金による支援を受けた国立精神・神経センター精神保健研究所社会精神保健部室長(当時)の白井泰子研究班が2001年度から2003年度にかけて行った共同研究の一環として2002年の夏にドイツおよびオランダに調査に行ってまとめた論稿「被験者保護法制と倫理委員会の機能に関する比較法的考察――ドイツとオランダの比較を中心として――」(ヒトゲノム・再生医療等研究事業「遺伝子解析研究・再生医療等の先端医療分野における研究の審査及び監視機関の機能と役割に関する研究：平成15年度　総括・研究分担研究報告書」所収)である。そして，これは，現代刑事法に連載したものをまとめた拙著『医事刑法への旅Ⅰ』(2004年・現代法律出版)98頁以下に若干の修正を加えて「被験者保護法制と倫理委員会の機能に関する独蘭の比較法的考察」としても公表した。しかし，なおも不十分と思い，上記早稲田法学にさらに加筆して掲載した。というのも，特にオランダの制度に予想以上に注目が集まり，もう少し正確に記述しようと思ったこと，またドイツでもかなり動きがあるので，より正確に記述したかったことによる。そうまでさせたのは，特にオランダで，親交のあるナイメーヘン大学法学部のペーター・タック(Peter J. P. Tak)教授が貴重な資料や情報を提供して下さったり，ドイツのバート・ノイエナール-アーヴェィラーにあるヨーロッパ・アカデミー(Europäische Akademie)でジャンティーヌ・ランズホフ(Jeantine E. Lunshof)博士(現在はVU Amsterdam University Medical Center在籍)らから同じく貴重な資料や情報を提供して下さったこと，および上記白井研究班でメンバーの方々より大いに研究意欲をかきたてられたことによる。白井先生はじめ，これらの方々に厚く御礼申し上げる。

　終章「被験者保護制度の行方」は，まさに本書のために書き下ろしたものである。国内外で被験者保護制度や議論が動いており，本書を刊行するにあ

たりできるだけ新しい動向や第6章までで論じ足りなかった部分を補おうと考えた。アメリカとイギリスについては，先行の研究を参照しつつ，若干これに新たな部分(特にイギリス)を加えたが，これも限界があった。しかし，日本の動向だけは，制度面と判例の動向，あるいは最近の新たな提言等，かなりフォローできたように思う。したがって，ある程度の目的は達成できたが，当初は個人的に，より具体的な提言を箇条書きにして呈示しようと思ったことは，現時点では実現できないままであり，今後の課題である。問題の難しさを改めて痛感する。しかし，最近の動向をみると，近い将来，日本でも，本書が主張する被験者保護法が誕生するかもしれないと感じる次第である。しかし，その道はなお険しいであろう。

　なお，本書の巻末に＜付録1＞として，ドイツのフライブルク大学マックス・プランク外国国際刑法研究所所長を務めておられたアルビン・エーザー(*Albin Eser*) 教授の「人体実験――その複雑性と適法性について――」という論文の翻訳を収録した。これは，すでに広島法学21巻2号(1997年)と21巻3号(1998年)に掲載したものに若干の修正を加えたものである。この論文は，上記の金澤先生の論文と同様，私がこの問題に刑法的観点から深く関心を持つ契機となったものである。今読んでも，参考になるので，多くの人に読んでもらいたいこともあり，敢えて本書に収録した。エーザー先生には，1985年にはじめてお会いして以来，20年間にわたり（お会いした回数も10回を数える），医事刑法の様々な問題について論文をいただいたり講演をしていただいたりして，ご教示賜り，私の研究の大きな礎となっていただいた。本書において心より感謝申し上げたい。現在は上記要職を定年で退職されているが，なお元気にご活躍中である。

　また，＜付録2＞には，読者の便宜を図るため，世界医師会（翻訳・日本医師会）「ヘルシンキ宣言――ヒトを対象とする医学研究の倫理的原則――」を添付した。掲載にあたり，日本医師会からご快諾をいただいたことに感謝したい。

　以上のように，本書もまた，多くの方々の支援を得て完成したものである。

とりわけ本書は，上述のように，三島淑臣先生，金澤文雄先生，アルビン・エーザー先生の学恩に負うところが大きいことから，本書をこの3人の先生方に謹んで献呈申し上げたいと思う。

医事刑法研究シリーズも，本書で第3巻となるが，第1巻の『安楽死と刑法』(2003年) も第2巻の『尊厳死と刑法』(2004年) も，予想以上に多くの読者に恵まれた。本当にありがたい。また，書評も，第1巻については，町野　朔教授 (法学教室275号 (2003年))，佐久間　修教授 (現代刑事法5巻1号 (2004年))，井田　良教授 (年報医事法学19 (2004年))，石井トク教授 (Quality Nursing vol. 10, no. 1 (2004年))，第2巻については，伊東研祐教授 (ジュリスト1285号 (2005年))，秋葉悦子助教授 (年報医事法学20 (2005年))，河見　誠助教授 (法の理論24 (2005年)) という具合に，多く出された。いずれも丁重な書評であり，このシリーズを刊行するうえで勇気を与えられ，感謝の念に耐えない。本書も，法学関係者はもとより，医療関係者，病院や研究所等で倫理委員会のメンバーとして活躍中の方々，生命倫理の研究者，学生，あるいはこの問題に関心を抱かれる一般の方々等，多くの読者を得ることができれば幸いである。そして，医学・科学技術の健全な発展が被験者の保護との適度の緊張関係の中で進むことを祈りたい。

なお，本書が刊行されるにあたり，いつもどおり，海上保安大学校の日山恵美講師に暑いなか校正をしていただいたことに対して厚く御礼申し上げたい。また，成文堂の阿部耕一社長と本郷三好編集部次長には，いつもながらの格段のご配慮とご支援を賜ったことに対して，深く感謝申し上げる次第である。

2005年夏　所沢市の寓居にて蟬時雨を聞きつつ

甲　斐　克　則

【初出一覧】

序　章　「生命倫理および医事法の原点としての被験者保護と『人間の尊厳』」（一部加筆）生命倫理13巻1号（2003年）

第1章　「『人間の尊厳』と生命倫理・医事法――具現化の試み――」ホセ・ヨンパルト・田中成明・竹下賢・笹倉秀夫・酒匂一郎・永尾孝雄編『三島淑臣教授古稀祝賀・自由と正義の法理念』（2003年・成文堂）

第2章　「人体実験と日本刑法」広島法学14巻4号（1991年）

第3章　「医薬品の臨床試験とインフォームド・コンセント」年報医事法学7（1992年・日本評論社）

第4章　「院内製剤とインフォームド・コンセント」（一部加筆）日本病院薬剤師会雑誌 Vol. 36 No. 3（2000年）

第5章　「臨床研究・人体実験とドイツ法」年報医事法学13（1998年・日本評論社）

第6章　「ドイツとオランダにおける被験者保護法制の比較法的考察」早稲田法学80巻1号（2004年・成文堂）

終　章　「被験者保護制度の行方」書き下ろし

＜付録1＞
アルビン・エーザー（甲斐克則訳）「人体実験――その複雑性と適法性について――」広島法学21巻2号（1997年），21巻3号（1998年）

＜付録2＞
世界医師会（翻訳・日本医師会）「ヘルシンキ宣言――ヒトを対象とする医学研究の倫理的原則――」（2000年）

目　次

はしがき

序　章　生命倫理および医事法の原点としての被験者保護と「人間の尊厳」…………………………………………1

　1　序 …………………………………………………………………1
　2　人体実験・臨床試験における被験者保護と「人間の尊厳」……2
　3　新規医療への対応 ………………………………………………5
　4　結　語 ……………………………………………………………7

第1章　「人間の尊厳」と生命倫理・医事法
　　　　　──具現化の試み── ………………………………………11

　1　序 …………………………………………………………………11
　2　生命倫理・医事法の問題における「人間の尊厳」の位相 ……12
　3　人体実験・臨床試験における被験者保護と「人間の尊厳」…15
　4　新規医療・人体利用への対応と「人間の尊厳」………………18
　5　結　語 ……………………………………………………………29

第2章　人体実験と日本刑法 …………………………………………37

　1　序 …………………………………………………………………37
　2　人体実験の概念分類 ……………………………………………38
　3　日本における人体実験の実態分析 ……………………………43
　4　人体実験をめぐる刑法上の問題点 ……………………………58
　5　結　語 ……………………………………………………………64

第3章　医薬品の臨床試験とインフォームド・コンセント ………75

　1　序 …………………………………………………………………75
　2　医薬品の臨床試験の法的位置づけ ……………………………76
　3　医薬品の臨床試験とインフォームド・コンセントをめぐる
　　　法的問題 …………………………………………………………79

第4章 院内製剤とインフォームド・コンセント …………83

1 序 ……………83
2 院内製剤の実態分析 ……………84
3 院内製剤とインフォームド・コンセントに関する法的諸問題 ……85
4 結 語──解決のための提言── ……………88

第5章 臨床研究・人体実験とドイツ法 …………91

1 序 ……………91
2 ドイツにおける臨床研究（試験）の法的コントロール体制 ………92
3 ドイツにおける臨床研究（試験）・人体実験をめぐる法的論議 ……96
4 結 語 ……………101

第6章 ドイツとオランダにおける被験者保護法制の
　　　比較法的考察 …………105

1 序 ……………105
2 ドイツの被験者保護法制と倫理委員会の機能 ……………106
3 オランダの被験者保護法制と倫理委員会の機能 ……………113
4 ドイツとオランダの制度比較 ……………119
5 結 語──日本への示唆── ……………120

終章 被験者保護制度の行方 …………125

1 序 ……………125
2 アメリカにおける被験者保護をめぐる議論の動向 ……………125
3 イギリスにおける被験者保護をめぐる議論の動向 ……………128
4 日本における被験者保護をめぐる議論の動向 ……………136
5 結 語 ……………156

〈付録1〉アルビン・エーザー
　　　　　人体実験──その複雑性と適法性について── …………165

訳者はしがき ……………165
1 研究者の倫理的および法的責任 ……………167

（章の冒頭に「4 結 語 ……………80」）

2　人体実験およびその法的枠組の複雑性 ……………………………*170*
　3　人体実験の適法性 ………………………………………………*178*
　4　手続的保障 ………………………………………………………*185*

〈付録2〉ヘルシンキ宣言 …………………………………………………*195*
　A．序言 ………………………………………………………………*195*
　B．すべての医学研究のための基本原則 …………………………*196*
　C．メディカル・ケアと結びついた医学研究のための追加原則 ………*200*

序章

生命倫理および医事法の原点としての被験者保護と「人間の尊厳」

1 序

　人体実験とは，新たな科学的知識を獲得するために試みられる人体への干渉のことをいう。科学技術，とりわけ医学の発展は，歴史的に人体実験と不可分の関係にあったといってよいし，今後もそれは，避けて通れない。しかし，それだけに人体実験は，ともすれば人権侵害を伴いやすい宿命を負っている。さればといって人体実験を一律に禁止することはできないし，また禁止すべきでもない。要は，科学技術，とりわけ医学の進歩と人権保護の調和をいかにして行うべきかということに帰着する。これは，人類に課せられた永遠のテーマである。

　ところで，世界初の被爆地である広島から生命倫理ないし医事法を語る場合，その原点として，被験者の人権保護の重要性を改めて認識せざるをえない。原爆をはじめ，核兵器の使用自体，科学技術を用いた由々しき人体実験といえるからである。もちろん，科学技術・医療技術の進歩は，確かに人類に恩恵をもたらしてきたし，今後もその側面を否定しえないが，反面，とりわけその応用対象である人間に対する一方的使用(軍事政策，医学の独走，企業の営利優先等の理由)により人類が甚大な被害を被った歴史的事実も認めざるをえない。

　私は，長年，医事法的観点から人体実験・臨床試験について研究してきたが[1]，わが国の被験者保護法制は，ナチスによる「生存の価値なき生命の毀滅」

を体験し，それを「清算」により克服したドイツの第2次世界大戦後の取組みと比較しても，十分とはいえない状況にある。その差異は，医事法およびそれを支える生命倫理の根底にある「人間の尊厳」の自覚の程度差にあるように思われる。もっとも，最近では，旧日本軍の731部隊がかつて中国大陸で行った行為を生命倫理の観点から検討し直す研究や被験者保護のための倫理委員会のあり方についての提言も始まっており[2]，少しづつ変化の兆しがみえるように思われる。しかし，今後はさらに，ヒト被験者を伴う医学的実験全体をカバーするトータルな被験者保護のチェックシステム作りを目指すべきである。その際に，「人間の尊厳」という概念は，きわめて重要な役割を果たすように思われる[3]。この概念は，抽象的すぎるとしてしばしば誤解を受けることがある。議論の前提として，「人間の尊厳」と「個人の尊重」とは，ある場合には重なり合うが，必ずしも同一でない点に留意する必要がある[4]。さもなくば，自己決定権を「個人の尊重」＝「人間の尊厳」という図式から位置づけ，自己決定権に至上の価値を置くことにより，新規医療テクノロジーの利用に歯止めがかからず，その結果，逆に「人間の尊厳」が侵される懸念があるからである。「人間の尊厳」は，人間存在と同時に，生来的に人間に備わった実在的価値であり，したがって，意思決定能力のない人々も含め，日常生活において万人に通底する根源的価値であることを自覚する必要がある。

❷ 人体実験・臨床試験における被験者保護と「人間の尊厳」

「人間の尊厳」といえば，哲学者カントの見解が想起される。カントは，まず，「汝の意志の格率が，つねに同時に普遍的立法の原理として妥当しうるように行為せよ」[5]と説き，さらに，「汝の人格の中にも他のすべての人の人格の中にもある人間性を，汝がいつも同時に目的として用い，決して単に道具としてのみ用いない，というようなふうに行為せよ」という命題を説いた[6]。そこには，「自律が人間およびすべての理性的存在者の尊厳の根拠なのであ

る」[7]，という人間観がある。これは，いわば徹底した自己立法の主張であるが，決して1個人だけを念頭に置いたものではない。確かに，「人間を手段としてのみ用いてはならない」というカントの前記命題は，現在でも継受すべき重要命題である。しかし，「自律的人間像」だけを念頭に置いて生命倫理・医事法を論じることには，危惧の念もある。なぜなら，とりわけ意思決定能力のない人々（例えば，遷延性植物状態の患者）に対しても，前記命題は妥当すべきであるが，もし，これらの人々が「自律的人間像」から除外され，したがって前記命題がこれらの人々には妥当しないというのであれば，大きな問題だからである。したがって，この命題を用いる場合にも，もっと詰めた繊細な議論がなされるべきだと思われる。

　いずれにせよ，「人間の尊厳」は，生命倫理・医事法の領域において，いまや確固たる基盤を有しているといえる。そして，「人間の尊厳」は，人間存在にとり本質的なものでありながら日常生活に内在する具体性を持った実在的なもの（「自分を人間として扱ってくれ」という叫びの源泉）であり，決して抽象的概念ではないし，特定の宗教的概念だけのものではないと思われる。日常生活では，その内容を言語化しにくいだけである。その分だけ，人により理解が異なる場合が見受けられる。したがって，その内実を具現化していくことが，生命倫理ないし医事法学の重要な課題といえる。「人間の尊厳」について一言すれば，アルトゥール・カウフマンが説くように，その実存形式は多様であっても，存在の本質においては同一である[8]。

　さて，上述の「人間を手段としてのみ用いてはならない」というカントの命題は，とりわけ人体実験・臨床試験において威力を発揮すべき命題といえる。被験者が実験ないし臨床試験の内容を十分に知らされないままそれを受けるとすれば，ましてやそれによって心身に被害が発生すれば（様々な薬害を見よ），まさにこれは人間が手段としてのみ用いられることを意味する。「人間の尊厳」が侵害されたと人々が実感するのは，まさにこのような場合である。ニュルンベルク原則，ヘルシンキ宣言，あるいは世界人権宣言に被験者の自発的同意の必要性が謳われたのは，その具体的顕現といえる。「人間の尊厳」

は，まさに平和を内包したものであるといえる。インフォームド・コンセントの原点は，ここにある。しかし，それも，被験者の生命保護に限界を見いだすのであり，したがって，刑法202条の同意殺人罪の規定が示すように，被験者が自己の生命を放棄してまで危険な実験に参加することも，これによって禁止されるのである。

　少し具体的にドイツとの比較をしてみよう。ドイツでは，例えば，1976年に成立した薬事法の第6章「臨床試験に際しての人の保護」において，第40条で一般的条件，第41条で特別条件を詳細に規定し，さらに1978年に連邦監察局通知により承認された「医薬品の臨床試験に対する一般的保険規定」（被験者保険）を設けるなど，被験者の保護を図っている[9]。これは，市販薬だけではない。これに対して，日本の薬事法の場合，市販される予定の薬剤についてのみ「治験」システムが機能するにすぎないので，それ以外の院内製剤とか規格外の薬剤使用についてはチェック機能が働かない。国民からすると，両者の区別がほとんどつかないことを考えると，あるいは，薬剤以外の治療的実験のことを考えると，被験者保護基本法のような法制度の整備を行うべきだと思われる。市販薬であっても，また形式的な「治験」システムであっても，安全性を含めた倫理的チェックが十分に働かなければ，薬害エイズ事件やソリブジン事件のような事件が繰り返し起きる危険性がある。したがって，倫理委員会の役割を強化し，責任も明確化する必用がある。そして，様々な領域で最近強調されている説明責任（アカウンタビリティ）ないし情報公開も，この脈絡で理解すべきである。それを具体化していくこと（被験者保護法制の整備を含む）が，生命倫理ないし医事法の重要な課題といえる。とりわけ意思決定能力のない人に対しても，上記の原則は基本的に尊重されるべきであり，それを具現化する繊細な議論がなされるべきだと思われる。

　この点で，とりわけオランダの「ヒト被験者を伴う医学的研究に関する法律（Medical Research Involving Humansubjects Act；オランダ語では Wet Medisch-wetenschappelijk Onderzoek met Mensen＝WMO）」およびそれを受けて活動している「ヒト被験者に関する研究についての中央委員会（centrale commissie mensgebonden onderzoek＝CCMO)」の制度には，各施設ないし地域にある医の倫理審査委員会（medisch-ethische toetsingscomissies＝METC）の活動の適正さをチェックしたり，各研究のプロトコールの遵守や意思決定能力のない人々の人権保護を監視するなど，刑事制裁を含む法的枠組みに基づくシステムを機能させている点で，見るべきものがある[10]。

3 新規医療への対応

　つぎに，新規医療への対応に「人間の尊厳」がどのように関わるかについて若干の検討をしてみよう。現在，生命の発生および終焉の領域で生命操作の問題が議論されている。とりわけ生命の発生の周辺の諸問題のいくつかは，科学的にも論証が十分でない実験的性格が強いものが多いだけに，慎重な対応が必要である。

　第1に，生命の発生の領域では，クローン技術のヒトへの応用の問題(個体産生の場合と治療的クローンの場合)を取り上げてみよう。日本でも，2000年11月30日，「ヒトに関するクローン技術等の規制に関する法律」（以下「ヒト・クローン技術等規制法」という）が国会で成立し，2001年6月より施行されている。生命の発生に関わる技術的操作に対する国による法的歯止めの先駆的法律が，日本でも誕生したことになる。ここで注意しておくべきことは，同法が，人クローン個体の生成のほか，交雑個体(キメラおよびハイブリッド)作成も禁止の対象にしている点もさることながら，何よりも「人の尊厳」（これが「人間の尊厳」と同義かどうかは検討を要する）を根拠として明文化したことである（1条）。本法は，刑事規制をかなり含んでいる点で，規制に向けた国家の積極的態度が如実に表れたものといえる。この問題は，生命操作において技術的に一線を超える力を持ってしまった人類に対して突きつけられた共通の避けて通れない問題となってしまった。確かに，本法が「社会及び国民生活と調和のとれた科学技術の発展」を基本的視座に据えている点は，妥当である。しかし，同時に，憲法上の研究の自由との兼ね合いを含む問題もあり，何より，本法

で保護しようとするものは，「人の尊厳」，「人の生命及び身体の安全」，「社会秩序の維持」であるが，その内実を深化させ，(刑事)法規制がその中でどのような役割を果たそうとしているのかも冷静に考えつつ，保護法益や行為形態をはじめとする内容を明確化する必要がある。

　本法の保護法益に関して言えば，従来の個人法益の枠を超越したものと考えるべきであり，むしろ「人間の尊厳」に裏打ちされた「種としてのヒト生命の統一性」とでもいうべき新たな社会的法益として考えるべきである。したがって，個人の自己決定とは本質的に馴染まない領域と考えるべきであり，当該女性が体細胞ヒト・クローン個体やキメラないしハイブリッドを望んでも，正当化はできないというべきである。本法が「人の尊厳」という表現を取り入れ，かつ附帯決議の6が，「生命科学分野における研究は，医療等においては高い有用性が認められるものの，人間の尊厳の保持及び社会秩序の維持等に重大な影響を与える危険性も併せ持つことにかんがみ，その研究が，倫理的に，また，慎重に行われるよう十分な措置を講ずること」，と述べているのは，この脈絡で理解すべきである。

　また，体細胞ヒト・クローン個体作成の刑事規制(とりわけ本法の中心となるのは，3条の禁止規定であり，「何人も，人クローン胚，ヒト動物交雑胚，人性融合胚又はヒト性集合胚を人又は動物の胎内に移植してはならない」，と規定し，その違反行為に対しては，10年以下の懲役若しくは1000万円以下の罰金(併科される場合あり)が予定されている(16条))の根拠については，安全性(裏返しとしての危険性)，子の福祉に対する懸念(手段として誕生させられる懸念)，女性の人権(女性の身体が出産の道具と化す懸念)，そして個人を超越して，自然界において形成されてきた寿命および両性生殖を基本としてきた人類の「種としてのヒト生命統一性」に基づく「人間の尊厳」，以上の点に求めるほかないであろう[11]。現段階では，例えば，体細胞クローン羊ドリーが最近になって6歳7か月で死亡したことにより(羊の寿命は11—12歳)，かねてから指摘されていたテロメア仮説が現実味を帯びてきており，この技術の人への応用の危険性が決定的な歯止めとなっているが[12]，安全性／危険性という障害がクリアーされても，「人間の尊厳」をめぐる

議論は，そう簡単にはクリアーできないであろう。

　第2に，ES細胞の扱いの問題においても，広義のヒト被験者に関わる問題である以上，1個人の問題という枠を超えて，やはり「人間の尊厳」を根底に置いて，人体実験・臨床試験に準じた扱いをすべきである[13]。また，遺伝子関係の問題でも同様である。わが国でも，いわゆるミレニアム・ガイドラインをはじめ，いくつかのガイドラインができたが，相互の関連性が必ずしも明確でないし，規範的性格もそれほど強くない。いずれも，詳細は紙数の関係で割愛するが，本大会のシンポジウム〔第14回日本生命倫理学会年次大会のシンポジウムⅠ「広島からみた生命倫理」〕の白井泰子氏の報告[14]にもあったように，遺伝子関係の倫理委員会のあり方についても，現状は不十分であり，真摯な議論が望まれる。また，本大会の平良専純氏の基調報告[15]にもあったように，被爆に伴う遺伝性疾患の調査も，プライバシー保護と情報公開との調和を考えつつ慎重な配慮が望まれる。

4　結　語

　以上，生命倫理および医事法の原点としての被験者保護と「人間の尊厳」について論じてきた。しかし，それを実効性あらしめるためには，手続的保障についても考えておく必要がある。

　そこで，最後に，メディカル・デュープロセスの法理を提唱しておきたい[16]。これは数年来私が提唱しているものであるが，医療，とりわけ人体実験・臨床試験・治療的実験のようなものについては，社会的観点も加味して，適正手続による保障がなければ，当該医療行為は違法である，とする法理である。この法理は，「そもそも人体実験は，正常な医療から明確に逸脱した犯罪とだけはいえない部分を抱えているという事実」があり，しかも「『正常な医療行為』のなかに，人体実験的な成分が微妙に混ざっているということに，人は目を塞ぐわけにはいかない」[17]という基本認識に共鳴するものでもある。具体的には，実験段階から個々の被験者・患者に対するインフォームド・コンセン

トはもとより，その前段階として彼らに熟考期間(カウンセリングを含む)があったか，安全性について倫理委員会(これも独立した機関であることが望ましい)の適正な審査を受けているか，人類に多大な影響を与えうるもの(例えば，先端医療技術の新規なものや遺伝子関係のもの)については，プライバシーを侵害しない範囲で情報公開をし(遺伝情報はプライバシーを超える)，社会的合意・承認を得ているか等をチェックして，そのいずれかでも欠けていれば，当該医療行為は違法であり，そのようにして得られたデータに基づく学術論文の公表を禁止したり，それ以後の公的研究費を凍結する等の行政処分をし，悪質なものについては民事責任，場合によっては刑事責任を負わせようとするものである。これによって，専門家の責任を社会に対して担保することができるように思われる。オランダの制度は，まさにこれに適うものとして評価できる。日本でも，倫理委員会制度を根本的に見直す時期にきているのではなかろうか。

要するに，平和都市広島からのメッセージとして，科学技術・医療技術の進歩は，「人間の尊厳」に根ざした一定の規範的コントロールとセットになってはじめて平和利用，ひいては人類の福祉に役立つものであることを強調したい。両者はその両輪である。早い時期に哲学者として人体実験について本質的考察を加えたハンス・ヨナスが被験者の募集について「許容度の下降的序列 (deseending order of permissibility)」を説いて，人体実験に対して慎重な姿勢をとるべきことを提唱し[18]，次のように述べていることを想起しつつ，われわれも，人体実験・臨床試験と被験者保護の問題に取り組む必要がある。

「医学研究者たちは，望みのない患者は使い捨てられてよい(なぜなら，すでに見込みがないのだから)のであり，それゆえ，とりわけ〔実験の〕使用に便利だという詭弁の誘惑に対して闘わねばならない。そして，一般に患者の回復の見込みが少なければ少ないほど，その患者を(彼自身のため以外の)実験に徴募することが正当化されるという考えに対して闘わねばならない。その反対が真なのである」[19]。

1) 甲斐克則「人体実験と日本刑法」広島法学 14 巻 4 号 (1991) 67 頁以下〔本

書第2章〕、同「医薬品の臨床試験とインフォームド・コンセント」年報医事法学7（1992）88頁以下〔本書第3章〕、同「臨床試験・人体実験とドイツ法」年報医事法学13（1998）69頁以下〔本書第5章〕、同「院内製剤とインフォームド・コンセント」日本病院薬剤師会雑誌36巻3号（2000）5頁以下〔本書第4章〕、同「医事刑法への旅　第5講　人体実験・臨床試験をめぐる刑法上の問題」現代刑事法4巻12号（2002）112頁以下〔同著『医事刑法への旅Ⅰ』（2004・現代法律出版）63頁以下所収〕、同「医事刑法への旅　第6講　医薬品の臨床試験と刑事規制」現代刑事法5巻1号（2003）78頁以下〔同・前出『医事刑法への旅　Ⅰ』84頁以下所収〕。なお、甲斐克則『安楽死と刑法』（2003・成文堂）、同『尊厳死と刑法』（2004・成文堂）参照。
2) 常石敬一『七三一部隊——生物兵器犯罪の真実——』（1995・講談社現代新書）、橳島次郎『先端医療のルール——人体利用はどこまで許されるのか』（2001・講談社現代新書）、土屋貴志「『bioethics』と『生命倫理』——人体実験を中心に——」西洋思想受容研究会編『西洋思想の日本的展開——福澤諭吉からジョン・ロールズまで——』（2002・慶應義塾大学出版会）154頁以下、特に165頁以下、光石忠敬＝橳島次郎＝栗原千絵子「研究対象者保護法要綱試案——生命倫理法制上最も優先されるべき基礎法として——」臨床評価30巻2＝3号（2003）369頁以下、および白井泰子（代表）「人を対象とした生物医学研究における被験者保護の制度および研究管理システムのあり方」『遺伝子解析研究・再生医療等の先端医療分野における審査及び監視機関の機能と役割に関する研究』（2004）参照。
3) 詳細については、甲斐克則「『人間の尊厳』と生命倫理・医事法——具現化の試み——」三島淑臣教授古稀祝賀『自由と正義の法理念』（2003・成文堂）489頁以下〔本書第1章〕参照。
4) この点については、ホセ・ヨンパルト『人間の尊厳と国家の権力』（1990・成文堂）、同「再び、『個人の尊重』と『人間の尊厳』は同じか」法の理論19（2000）103頁以下、水波朗「人間の尊厳と基本的人権（一）（二）」『ホセ・ヨンパルト教授古稀祝賀・人間の尊厳と現代法理論』（2000・成文堂）229頁以下および法の理論20（2000）17頁以下〔同著『自然法と洞見知——トマス主義法哲学・国法学遺稿集——』（2005・創文社）567頁以下所収〕、特集『生命倫理と人間の尊厳』理想668号（2002）所収の各論稿参照。なお、ドイツの状況につき、クルツ・バイエルツ「人間尊厳の理念——問題とパラドックス——」L. ジープ/K. バイエルツ/M. クヴァンテ（L. ジープ/山内廣隆/松井富美男編・監訳）『ドイツ応用倫理学の現在』（2002・ナカニシヤ出版）150頁以下およびディーター・ヒルンバッハー（忽那敬三訳）「人間の尊厳——比較考量可能か否か？」応用倫理学研究2号（2005）88頁以下参照。
5) カント（波多野精一＝宮本和吉訳）『実践理性批判』（岩波文庫）50頁。
6) カント（野田又夫訳）『人倫の形而上学の基礎づけ』『世界の名著32・カント』（中央公論社）274頁。

7) カント・前出注（6）281-282頁。
8) アルトゥール・カウフマン（甲斐克則訳）『責任原理——刑法的・法哲学的研究——』（2000・九州大学出版会）127頁以下参照。
9) この点の詳細について，甲斐・前出注（1）年報医事法学13〔本書第5章〕および石原明『医療と法と生命倫理』（1997・日本評論社）144頁以下参照。
10) この点の詳細について，甲斐克則「医事刑法への旅　道草編・その1　オランダの被験者保護の法システム——倫理委員会の在り方の模索への旅——」現代刑事法5巻1号（2003）12頁以下〔同・前出注(1)『医事刑法への旅Ⅰ』75頁以下所収および本書第6章〕参照。
11) 甲斐克則「クローン技術の応用と（刑事）法規制」現代刑事法2巻6号（2000）33頁以下参照。なお，加藤尚武「クローン人間禁止理由の法哲学的吟味」生命倫理9巻1号（1999）12頁参照。この問題は，大会2日目のシンポジウムⅡ「科学文明と人間の尊厳」でも議論されたので，生命倫理13巻1号（2003）掲載の関連諸論稿も参照されたい。
12) 朝日新聞2003年3月16日付朝刊報道参照。
13) 詳細については，甲斐克則「ヒト受精胚・ES細胞・ヒト細胞の取扱いと刑法」現代刑事法4巻10号（2002）60頁以下参照。
14) 白井泰子「ゲノム時代の生命倫理：医療と医学研究の狭間で」生命倫理13巻1号（2003）63頁以下参照。
15) 平良専純「研究分野における倫理問題」生命倫理13巻1号（2003）44頁以下参照。
16) 最近のものとして，甲斐克則「医事刑法への旅　第1講　医事刑法総論」現代刑事法4巻6号（2002）104頁以下〔同・前出注(1)『医事刑法への旅Ⅰ』1頁以下所収〕参照。
17) 金森修『負の生命論——認識という名の罪』（2003・勁草書房）9頁。この基本認識をわれわれも共有すべきであると思われる。そして，この基本認識は，すでに唄孝一「『臨床研究』に対する医事法学的接近」年報医事法学13（1998）37頁以下および同『医事法学への歩み』（1970・岩波書店）83頁以下でも示唆されていたところである。
18) *Hans Jonas*, Philosophical Reflections on Experimenting with Human Subjects, Doedolus, 98 (1969), pp. 219-247, in *Gevrge F. Tomossy and David N. Weisstub* (Ed.), Human Experimentation and Research, 2003, pp. 3-31, especially p. 19 ff. この論文は必読であるが，邦訳として，H. T. エンゲルハート＝H. ヨナスほか（加藤尚武＝飯田亘之編）『バイオエシックスの基礎——欧米の「生命倫理」論——』（1988・東海大学出版会）193頁以下にハンス・ヨナス「人体実験についての哲学的考察」〔谷田信一訳〕がある。
19) ヨナス・前出注⒅203頁（谷田訳）。なお，前出注⒅に掲げた原文には，この部分は省略されているが，この部分は重要と思われる。

第1章

「人間の尊厳」と生命倫理・医事法
――具現化の試み――

1 序

　「人はどこから来て，どこへ行くのか」。学生時代，そして大学院生時代を通じて，その穏やかな眼差しからいつも私どもにこのように問いかけ，問題の本質に遡って思索することの重要性を説かれた三島淑臣教授が，この度めでたく古稀を迎えられる。その記念に寄稿すべき論稿として，かねてより「人間の尊厳」に関するものを書きたいと考えていた。というのも，私自身，刑法学と医事(刑)法学が専門であり，また，最近では生命倫理の領域にも研究を広げており，冒頭の問いは，先端医療技術が生み出す成果（「光」の部分）と対をなす負の側面（「陰」の部分）をも考えざるをえない状況に直面している今日，「人間の尊厳」に関する考察を通して回答せずには避けて通れない課題であるということのほかに，「人間の尊厳」をめぐる問題と深く関わるカントの研究や法存在論の研究[1]で知られる三島教授の学恩に報いるには，格好のテーマだと考えたからである。

　ところで，「人間の尊厳 (human dignity ; Menschenwürde)」という概念は，すでに指摘されているように，もともとはキリスト教倫理（とりわけピコ・デラ・ミランドラの考え）に端を発する概念であるが，今や特定の宗教や国家を超越して，人類普遍の基本原理になろうとしている[2]。例えば，ドイツ連邦共和国憲法1条1項が，「人間の尊厳は不可侵である。これを尊重し，かつ，保護することは，すべての国家権力の義務である[3]」，と規定しているばかりか，日本

も批准している世界人権宣言前文も、「人類社会のすべての構成員の固有の尊厳と平等で譲ることのできない権利とを承認することは、世界における自由、正義及び平和の基礎である……」、と謳い、同1条も、「すべての人間は、生まれながらにして自由であり、かつ、尊厳と権利とについて平等である。人間は、理性と良心とを授けられており、互いに同胞の精神をもって行動しなければならない」、と規定しているのである。

しかしながら、「人間の尊厳」に対しては、抽象的概念であるから、規制根拠にするには適しないとか、それを持ち出すべきではない、という批判的見解も多い。だが、そこには、誤解や理解の不十分さがある場合も散見される。確かに、安易にこの言葉を用いると、新たな技術の応用にストップをかけるための「呪文」のような印象を与えかねない。しかし、「人間の尊厳」は、決して単なる抽象的概念ではなく、人間各人に生来的に備わっているもので、日常的にも、「人間の尊厳」を奪う行為は犯罪行為(特に人身犯罪)として処罰されることが多いし、人権侵害と言われる場合の多くは「人間の尊厳」を侵しているといえる。もし、「人間の尊厳」が一定の行為に対して規制を加える根拠としては正当であり、かつその内実を具現化しさえすれば規制根拠として採用可能というのであれば、それを可能なかぎり具体的に示しておく必要がある。

そこで、本章では、まず、「人間の尊厳」をめぐる最近の生命倫理ないし医事法上の一般的議論を整理し、つぎに、とりわけ議論の多い生命倫理ないし医事法上の諸問題のうち、人体実験と新規先端医療・人体利用の問題を素材としつつ、「人間の尊厳」の具現化を試みることにする。

2 生命倫理・医事法の問題における「人間の尊厳」の位相

[1]　生命倫理・医事法の問題を考える際に、近年、しばしば「人間の尊厳」という用語が用いられる。しかし、論者によって、その意味合いが異なることがある。三島淑臣教授と親交の深いホセ・ヨンパルト教授は、この問題に長い間取り組まれ、「人間の尊厳」と「個人の尊重」を区別されつつ、次のよ

うな9つの命題を立てられた[4]。そこで，これを手懸かりにして，まず，この用語がどのような脈絡で用いられているかを分析しておこう。

「①『人間の尊厳を尊重すべき』というのは，例外のない倫理学上，かつ法学上の原則である。

②これに対して，『個人を尊重すべき』という原則には例外がある（例えば，『公共の福祉に反しない限り』，日本国憲法第13条）。

③質の問題としても，量の問題としても，『すべての人間は同じように尊厳をもっている』。

④従って，『すべての人間は尊厳をもつ人間としては平等である』。

⑤しかし，『すべての人間は個人として異なるのだから，個人としては平等でない』。

⑥『人間は人間としては平等を要求し，個人としては自由を要求する』。

⑦『尊厳をもつのは人間だけであるが，尊厳をもたないが尊重すべきものは他にも沢山ある』（すべての価値のあるもの）。

⑧『各個人の良心は，社会的にも法律的にもできる限り尊重すべきである』。

⑨……『「人間の尊厳」から「人命の尊重」は引き出されるが，その逆ではない』」。

これらの9命題は，本題との関係で示唆深いものを提供している。このうち，①③④の命題は，生命倫理・医事法の問題だけにとどまらず，犯罪と刑罰の問題を含め，あらゆる問題を考える場合に通底するものといえる[5]。とりわけ生命倫理・医事法の基本命題として，これらは，存在論的基盤をもって厳として存在する人間に生来備わったものである。人体実験などは，まさにこのことを念頭において考えなければならない。また，⑧の命題は，精神的自由権の尊重として異論なく認めることができる。

2　これに対して，②⑤⑥⑨の命題は，例えば，自己決定権を無制限に尊重すべきかという問題，したがって生命倫理・医事法の具体的問題と深く関係する。「人間の尊厳」と「個人の尊重」とは，ある場合には重なり合うが，

必ずしも同一ではない点に留意する必要がある。一方で，個人の尊重ないし自由の尊重に至上の価値を置き，例えば，医師による自殺幇助の場合は言うに及ばず積極的安楽死でさえも適法であるとする考えもありうるが，人間は単に個として孤立的に存在するのではなく社会的存在であることからすれば，やはり生命処分については内在的制限があると思われ，「殺害されることを請求する権利」や「自殺の権利」としての自己決定権を承認することはできない[6]。自己決定は重要であるが，万能ではないことを自覚すべきである。したがって，積極的安楽死や医師による自殺幇助は違法である。せいぜい間接的安楽死や消極的安楽死において患者の自己決定権が尊重されるにとどまると解すべきである。また，⑨の命題との関係では，輸血拒否や尊厳死問題における延命拒否の範疇であれば，まさに「各人に各人のものを（suum quique）」という意味で，「自分らしく最期を生きる」方法として自己決定権は尊重されるべきである[7]。例えば，遷延性植物状態の患者の生命を実験的に強引に引き延ばす行為は，形式的にみれば「人命の尊重」のようにみえても「人間の尊厳」を侵すものであり，このような延命の強制は許されない。

　さらに，後述のように，生命の発生の周辺でも，例えば，一定の体外受精は容認できるとしても，人工生殖の手段として体細胞クローン技術を用いてでも子どもを産みたいという自己決定権は，「人間の尊厳」と抵触する懸念があり，認めることはできないであろう。

　なお，⑦の命題は微妙であり，動物の扱いをめぐる問題，すなわち広義の生命倫理の問題と関係するし，人体から切り離されたヒト組織，ヒト細胞ないしヒト由来物質，（争いがある）初期胚の扱い，あるいは死体の扱い，場合によっては診療情報や遺伝情報をめぐる問題とも関係する。

3　ところで，「人間の尊厳」といえば，カントの見解が想起される。カントは，まず，「汝の意志の格率が，つねに同時に普遍的立法の原理として妥当しうるように行為せよ[8]」と説き，さらに，「汝の人格の中にも他のすべての人の人格の中にもある人間性を，汝がいつも同時に目的として用い，決して単に道具としてのみ用いない，というようなふうに行為せよ」という命題を

説いた[9]。そこには、「自律が人間およびすべての理性的存在者の尊厳の根拠なのである[10]」、という人間観がある。これは、いわば徹底した自己立法の主張であるが、決して一個人だけを念頭に置いたものではない。確かに、「人間を手段としてのみ用いてはならない」というカントの前記命題は、現在でも継受すべき重要命題である。しかし、「自律的人間像」だけを念頭に置いて生命倫理・医事法を論じることには、危惧の念もある。なぜなら、とりわけ意思決定能力のない人々（例えば、遷延性植物状態の患者）に対しても、前記命題は妥当すべきであるが、もし、これらの人々が「自律的人間像」から除外され、したがって前記命題がこれらの人々には妥当しないというのであれば、大きな問題だからである[11]。したがって、この命題を用いる場合にも、ましてやそこに「人格」という概念を媒介させる場合にも、もっと詰めた繊細な議論がなされるべきだと思われる。

　いずれにせよ、「人間の尊厳」は、生命倫理・医事法の領域において、いまや確固たる基盤を有しているといえる。そして、「人間の尊厳」は、人間存在にとり本質的なものでありながら日常生活に内在する具体性を持った実在的なもの（「自分を人間として扱ってくれ」という叫び）であり、決して抽象的概念ではないし、特定の宗教的概念だけのものではないと思われる。日常生活では、その内容を言語化しにくいだけである。その分だけ、人により理解が異なる場合が見受けられる。したがって、その内実を具現化していくことが、生命倫理ないし医事法学の重要な課題といえる。「人間の尊厳」について一言すれば、アルトゥール・カウフマンが説くように、その実存形式は多様であっても、存在の本質においては同一である[12]。このことを念頭に置いて、以下、具体的問題に即して検討してみよう。

3　人体実験・臨床試験における被験者保護と「人間の尊厳」

1　まず、人体実験・臨床試験における被験者保護と「人間の尊厳」について考えてみよう。私は、長年、医事法的観点から人体実験・臨床試験につ

いて研究してきたが[13]，生命倫理ないし医事法を語る場合，その原点として，被験者の人権保護の重要性を改めて認識せざるをえない。なぜなら，原爆をはじめ，核兵器の使用自体，科学技術を用いた由々しき人体実験といえるし，また，医療技術の濫用による由々しき人体実験も国内外で多々行われたからである。これらは，まさに「人間の尊厳」を踏みにじるものであったといえる。何よりもドイツにおいてはナチスの苦い体験から，第２次世界大戦後に「人間の尊厳」が憲法をはじめとして強調されてきた経緯を踏まえておく必要がある。もちろん，科学技術・医療技術の進歩は，確かに人類に恩恵をもたらしてきたし，今後もその側面を否定しえないが，反面，とりわけその応用対象である人間に対する一方的使用（軍事政策，医学の独走ないし医学者の功名心，企業の営利優先等の理由）により人類が甚大な被害を被った歴史的事実は，否定しようがない。わが国の被験者保護法制は，ナチスによる「生存の価値なき生命の毀滅」を体験し，それを「清算」により克服したドイツの第２次世界大戦後の取組みと比較しても，十分とはいえない状況にある。その差異は，医事法およびそれを支える生命倫理の根底にある「人間の尊厳」の自覚の程度差にあるように思われる。もっとも，最近では，旧日本軍731石井部隊かかつて中国大陸で行った行為を生命倫理の観点から検討し直す研究や被験者保護のための倫理委員会のあり方についての提言も始まっており[14]，少しずつ変化の兆しがみえるように思われる。しかし，今後はさらに，トータルなチェックシステム作りを目指すべきである。その際に，「人間の尊厳」という概念は重要な役割を果たすように思われる。

2　前述の「人間を手段としてのみ用いてはならない」というカントの命題は広く知られているが，それは，とりわけ人体実験・臨床試験において威力を発揮すべき命題といえる。被験者が実験ないし臨床試験の内容を十分に知らされないままそれを受けるとすれば，ましてやそれによって心身に被害が発生すれば（様々な薬害を見よ），まさにこれは人間が手段としてのみ用いられることを意味する。「人間の尊厳が侵害された」と人々が実感するのは，まさにこのような場合である。ニュルンベルク原則，ヘルシンキ宣言，あるい

は世界人権宣言に被験者の自発的同意の必要性が謳われたのは，その具体的顕現といえる。インフォームド・コンセントの原点は，ここにある。しかし，それも，被験者の生命保護に限界を見いだすのであり，したがって，刑法202条の同意殺人罪の規定が示すように，被験者が自己の生命を放棄してまで危険な実験に参加することも，これによって禁止されるのである。

少し具体的に比較法的考察をしてみよう。ドイツでは，例えば，1976年に成立した薬事法の第6章「臨床試験に際しての人の保護」において，第40条で一般的条件，第41条で特別条件を詳細に規定し，さらに1978年に連邦監察局通知により承認された「医薬品の臨床試験に対する一般的保険規定」(被験者保険) を設けるなど，被験者の保護を図っている[15]。これは，市販薬だけではなく，院内製剤や規格外の薬剤にも当てはまる。これに対して，日本の薬事法の場合，市販される予定の薬剤についてのみ「治験」システムが機能するにすぎないので，それ以外の院内製剤とか規格外ないし目的外の薬剤使用についてはチェック機能が働かない。国民からすると，両者の区別がほとんどつかないことを考えると，あるいは薬剤以外の治療的実験のことを考えると，被験者保護基本法(これは治験のみならず，広義のヒト被験者を伴うすべての人体実験・臨床試験を射程に入れたもの) のような法制度の整備を行うべきだと思われる。市販薬であっても，「治験」システムであっても，安全性を含めた倫理的チェックが十分に働かなければ，薬害エイズ事件やソリブジン事件のような事件が繰り返し起きる危険性がある。したがって，「人間を手段としてのみ用いてはならない」ことを実践するには，倫理委員会の役割を強化し，その責任をも明確化する必要がある。

3　この点でさらに注目すべきは，オランダである。オランダの場合は，1998年に成立した「ヒト被験者を伴う医学的研究に関する法律 (Medical Research Involving Human Subjects Act；オランダ語では Wet Medisch-wetenschappelijk Onderzoek met Mensen＝WMO)」に基づいて，倫理委員会システムも，「ヒト被験者を伴う研究についての中央委員会 (centrale commissie mensgebonden onderzoek＝CCMO)」がすべての「ヒト被験者を伴う医学的研究」に

ついて監督権限を有し、各施設ないし地域にある医の倫理審査委員会(medisch-ethische toetsingscommissies＝METC)の活動に目を光らせている点は、日本でも大いに参考になると思われる[16]。特に研究プロトコールのチェックが徹底していることと、同意能力のない被験者（胎児やヒト受精胚も含む）の保護を含め、被験者保護のためのきめ細かな配慮がなされていることに特徴がある。また、CCMOのメンバー構成も各分野からの専門家（被験者も含む）が参加し、バランスが取れている。オランダのシステムは、「人間の尊厳」を保持するうえで、日本の今後の被験者保護システムおよび倫理委員会システムの構築にとりモデルとするに値するものと評価できる。そして、様々な領域で最近強調されている説明責任（アカウンタビリティ）ないし情報公開も、このようなシステムの確立と連動して理解すべきである。

4　新規医療・人体利用への対応と「人間の尊厳」

[1]　つぎに、新規医療ないし人体利用への対応と「人間の尊厳」について考えてみよう。象徴的なものは、クローン技術とES細胞を用いた再生医療、さらには各種の人体・ヒト組織の利用である。

　1978年にイギリスで世界初の体外受精児が誕生して世界中が驚いたが、約20年後の1997年2月にイギリスのロスリン研究所で体細胞クローン羊ドリーが誕生したと伝えられたこと(実際の誕生は1996年)は、いわゆる「ドリー・ショック」ともいうべき現象と衝撃を世界中に与えた。以来、国内外でクローン技術の人への応用が懸念され、それを法的に規制しようという動きが広がった。すでに禁止立法で解決されている国もあるが、最近ではスイスの宗教団体が「クローン人間」を誕生させたとの報道もあり（真偽のほどは定かではない。）、世界レベルではなお決着がついていない国もある。

　日本でも、1998年1月より科学技術会議生命倫理委員会にクローン小委員会が設置されて規制の検討を加え、1999年11月に最終報告書「クローン技術による人個体の産生等に関する基本的考え方」において、クローン技術の人

への応用に対する法規制を提言していた。それを受けて，政府により国会に法案が提出されていたが，2000年11月30日，「ヒトに関するクローン技術等の規制に関する法律」(以下「ヒト・クローン技術等規制法」という。) が国会で成立し，2001年6月より施行されている[17]。生命の発生に関わる技術的操作に対する国による法的歯止めの先駆的法律が，日本でも誕生したことになる。同法の目的は，「ヒト又は動物の胚又は生殖細胞を操作する技術のうちクローン技術ほか一定の技術 (以下「クローン技術等」という。) が，その用いられ方のいかんによっては特定の人と同一の遺伝子構造を有する人 (以下「人クローン個体」という。) 若しくは人と動物のいずれであるかが明らかでない個体 (以下「交雑個体」という。) を作り出し，又はこれらに類する個体の人為による生成をもたらすおそれがあり，これにより人の尊厳の保持，人の生命及び身体の安全の確保並びに社会秩序の維持 (以下「人の尊厳の保持等」という。) に重大な影響を与える可能性があることにかんがみ，クローン技術等のうちクローン技術又は特定融合・集合技術により作成される胚を人又は動物の胎内に移植することを禁止するとともに，クローン技術等による胚の作成，譲受及び輸入を規制し，その他当該胚の適正な取扱いを確保するための措置を講ずることにより，人クローン個体及び交雑個体の生成の防止並びにこれらに類する個体の人為による生成の規制を図り，もって社会及び国民生活と調和のとれた科学技術の発展を期すること」にある (1条)。ここで注意しておくべきことは，本法が，人クローン個体の生成のほか，交雑個体 (キメラおよびハイブリッド) 作成をも禁止の対象にしている点もさることながら，何よりも「人の尊厳」(これが「人間の尊厳」と同義かどうかは検討を要する。) を根拠として明文化したことである。本法は，刑事規制をかなり含んでいる点で，規制に向けた国家の積極的態度が如実に表れたものといえる。この問題は，生命操作において技術的に一線を越える力を持ってしまった人類に対して突きつけられた共通の避けて通れない問題となってしまった。確かに，本法が「社会及び国民生活と調和のとれた科学技術の発展」を基本的視座に据えている点は，妥当である。しかし，同時に，憲法上の研究の自由との兼ね合いを含む問題もあり，何より，本法

で保護しようとするものは,「人の尊厳」,「人の生命及び身体の安全」,「社会秩序の維持」であるが,その内実を深化させ,刑事規制がその中でどのような役割を果たそうとしているのかも冷静に考えつつ,保護法益や行為形態をはじめとする内容を明確化する必要がある。

2　本法の保護法益に関していえば,従来の個人法益の枠を超越したものと考えるべきであり,むしろ「人間の尊厳」に裏打ちされた「種としてのヒト生命の統一性」とでもいうべき新たな社会的法益として考えるべきである。したがって,個人の自己決定とは本質的に馴染まない領域と考えるべきであり,当該女性が体細胞ヒト・クローン個体やキメラないしハイブリッドを望んでも,正当化はできないというべきである。本法が「人の尊厳」という表現を取り入れ,かつ附帯決議の6が,「生命科学分野における研究は,医療等においては高い有用性が認められるものの,人間の尊厳の保持及び社会秩序の維持等に重大な影響を与える危険性も併せ持つことにかんがみ,その研究が,倫理的に,また,慎重に行われるよう十分な措置を講ずること」,と述べているのは,この脈絡で理解すべきである。

また,体細胞ヒト・クローン個体作成の刑事規制(とりわけ本法の中心となるのは,3条の禁止規定であり,「何人も,人クローン胚,ヒト動物交雑胚,人性融合胚又はヒト性集合胚を人又は動物の胎内に移植してはならない」,と規定し,その違反行為に対しては,10年以下の懲役若しくは1000万円以下の罰金(併科される場合あり)が予定されている(16条))の根拠については,安全性(裏返しとしての危険性),子の福祉に対する懸念(手段として誕生させられる懸念),女性の人権(女性の身体が出産の道具と化す懸念),そして個人を超越して,自然界において形成されてきた寿命および両性生殖を基本としてきた人類の「種としてのヒト生命統一性」に基づく「人間の尊厳」,以上の点に求めるほかないであろう[18]。現段階では,例えば,体細胞クローン羊ドリーが最近になって6歳7か月で死亡したことにより(羊の寿命は11-12歳),かねてから指摘されていたテロメア仮説が現実味を帯びてきており,この技術の人への応用の危険性が決定的な歯止めとなっているが[19],安全性/危険性という障害がクリアーされても,「人間の尊厳」をめぐる

議論は，そう簡単にはクリアーできないであろう。

③　また，現在，厚生労働省審議会の生殖補助医療部会が生殖医療についての法規制を検討しているが，とりわけヒト受精胚の法的地位についての議論をもっと深化させる必要がある。ヒト受精胚の法的地位自体，日本ではそれほど議論が煮詰まっているわけではない[20]。「人」か「物」か，あるいはそれ以外の範疇のものか，その法的位置づけが問われているのである。敢えて分類すれば，次のようになる。

第1は，ヒト受精胚をモノ（物）として位置づける見解である[21]。この説によれば，現行法上，体外受精卵＝ヒト受精胚の棄損については，財産罪たる器物損壊罪（刑法261条）を適用することになる。しかし，将来「人」になる萌芽である存在を財物と同視するのは，多くの学者が疑問視している。立法が現実に追いつかない以上，ヒト受精胚を無保護な状態にしておくよりも財産として保護した方がよいという考えもありうるが[22]，本質が異なるものを財物として扱うのは無理である。

第2は，ヒト受精胚をヒト（人）として位置づけ，しかも人格権を認める見解である。すなわち，受精段階から人格権が始まるとする立場であり，日本ではそれほど強烈に主張されているわけではなく，ドイツの刑法学者などが説いている見解である[23]。ドイツ憲法には，「人間の尊厳」条項(1条)，「生命・身体・自由の不可侵性」条項（2条2項），さらには平等条項（3条）があり，生命の平等性という観点からすると，ヒト受精胚という段階から，胎児，そして出生後の人間，という具合に生命に段階を付して保護に差異を設けるのは憲法上の平等条項違反となる（連邦憲法裁判所の1975年判決および1993年判決の論理）。人格権を有する生命は受精の瞬間から始まるのであり，体外受精卵といえども例外ではなく，そこには一貫して連続性があるというわけである。確かに，生命の連続性は，これを認めざるをえないであろう。しかし，日本では，胎児に対してでさえ人格権がまだ十分確立していない状況にあり，ましてやそれより以前の受精胚（しかも体外受精胚）に法的「人格権」を認めるのは，論理的にも無理なように思われる。

そこで第3に、ヒト受精胚をまさに「ヒト」として位置づけ、人格権に準じるような扱いができるのではないかとする立場がある[24]。これは、微妙な表現ではあるが、生きている人間には人格権があるということは当然に認めるとしても、その前段階の胎児でさえ日本では、せいぜい相続（民法886条1項）や損害賠償請求権（民法721条）について人格権が認められているにすぎないので、出生後の人間と同様に正面から人格権を認めるわけにはいかない。しかし、胎児も近々人になるし、ヒト受精胚も、うまく着床すれば人になるという潜在的なヒト生命体である。したがって、人格権に近いものを認めないと、「モノ」との区別がつかなくなる。かくして、人格権に準じるような扱いが必要だというわけである。例えば、死体であっても、死んだ後にすぐに「モノ（物）」と一緒になるかというと、そうではないことが引き合いに出される。すなわち、死体損壊罪の規定（刑法190条）が器物損壊罪とは別個独立して規定されているのと同様に、生まれる前の胎児の段階あるいは着床・妊娠以前のヒト受精胚の段階でも、それに似たような関係を認めることができるのではないか、というわけである。ただし、現行法では無理があるので、立法化が要請されることになる。これは、傾聴に値する見解である。しかし、「準人格権」が単に要保護性を意味するものにすぎないのであれば、不十分であり、その内実をより具体的に示す必要がある。

これに対して、第4は、「人格権」を安易に振り回すことに警鐘を鳴らして、これを厳密に捉え、ヒト受精胚を「ヒト」として位置づけ、要保護性を認めるが、これに人格権を認めない見解である[25]。1984年のイギリスのウォーノック委員会レポートも、基本的にはこれに近い[26]。確かに、既出生の生命たる人間について考えられた人格権を安易に持ち出すのは、議論に混乱を来すがゆえに、この見解も傾聴に値する。しかし、要保護性の根拠が、「ヒトの初期胚は、移植され、順調に成長すると、『人』となるという意味での潜在的『人』として、畏敬の念の対象となる人の生命を象徴する価値を有する[27]」、というだけでは、要保護性の根拠は弱いと思われる。

最後に、第5は、近年、生命倫理の領域で改めて注目されている「人間の

尊厳」を根拠に据えてヒト受精胚を保護しようとする見解である[28]。この見解は，狭義の権利主体の有無にとらわれがちな閉塞した議論状況を打破する可能性を秘め，かつ問題の本質に迫る点で，基本的に妥当な方向を示していると思われる。しかし，「初期胚の破壊に対しては，むしろ堕胎罪を適用する可能性が探られるべきである」，あるいは「体外受精は原則として，そこで成長し，やがて誕生するために母胎内に戻されるべき存在であるから，その義務を負う者がこれを不当に怠る時は，不作為による堕胎罪の成立を認める余地がある[29]」，とするのは，解釈論としては無理があるように思われる。

4 以上の考察から明らかなように，通説が形成されているわけではないが，ヒト受精胚がモノ（物）とは異なるもの，むしろヒトとして保護すべきであるという点では，大方の合意があるように思われる。しかし，さらに掘り下げて，基本的には，要保護性の根底に「人間の尊厳」を据えて考える必要がある[30]。もちろん，「人間の尊厳」も，存在論的に本質において共通点があると同時に，段階に応じた存在の多様性もありうると考えられる。したがって，ヒト受精胚それ自体に内在する「人間の尊厳」の内実を明らかにする必要がある。それは，一言で言えば，単なる道具としてのみ用いられてはならない，ということにほかならない。かくして，(刑事)法規制を考える場合でも，第1に，ヒト受精胚の単純な棄損・滅失・隠匿行為は，根底には胚それ自体の「人間の尊厳」保持に対する侵害というものがありつつ，実際上はヒト受精胚に対する「両親」の支配権ないし育成権を害するというがゆえに違法であり，刑事規制を伴う立法化が要請される。第2に，コマーシャリズムの典型ともいうべきヒト受精胚の売買行為・斡旋行為は，人身売買の先取りといった内容であり，「人間の尊厳」に抵触するがゆえに刑事規制の対象になりうる。第3に，体細胞・ヒト・クローンの創出やキメラ・ハイブリッドの形成といった人為的操作は，すでに前者についてはヒト・クローン技術等規制法ができているように，まさに「人間の尊厳」と不可分の「種としてのヒト生命体の統一性」という新たな社会的法益の侵害として捉えるべきである。したがって，この場合，自己決定権の枠を超える問題として考えるべきである。第4に，

当該女性の了解を得ずに勝手にヒト受精胚を移植してしまったという専断的胚移植は，女性の人格権および「人間の尊厳」の侵害として当然に刑事規制の対象となりうる[31]。第5に，認可手続違反の罪である。これは，どういう立法形態を採るかによって変わってくるが，私は，かねてより，基本的にイギリスのような認可制に基づく柔軟な規制モデルが妥当と考えている[32]。刑事規制は控えめでなければならないが，人権侵害ないし「人間の尊厳」の侵害に結び付きうるような著しい手続違反については，刑事規制を行うべきである。他方，研究の自由との兼ね合いの問題があるが，ここでは割愛する[33]。

5 では，ES細胞の扱いについては，どのように考えればよいであろうか。ES細胞（Embryonic Stem Cell：胚性幹細胞）とは，「ヒト胚から採取された細胞又は当該細胞の分裂により生ずる細胞であって，胚でないもののうち，多能性を有し，かつ，自己複製能力を維持しているもの又はそれに類する能力を有することが推定されるものをいう」(2001年9月の「ヒトES細胞の樹立及び使用に関する指針」(ES指針)1条4号)。このES細胞の法的位置づけは，それ自体で個体となることができない点で，受精胚とは異なるだけに（したがって，ヒト細胞の取扱いの問題を必然的に含む。），難解である。詳細は別稿に譲るが[34]，体外受精卵を作った後に胚盤胞まで培養し，さらにそこから内部細胞塊を取り出して「死滅」させ，内部細胞塊を特殊な条件で培養してES細胞を作り，実験的に使用するだけに，法と倫理の葛藤・ジレンマが生じる。2000年3月に出された「ヒト胚性幹細胞を中心としたヒト胚研究に関する基本的考え方」(ヒト胚研究報告書)の「ヒト胚の研究利用に関する基本的考え方」は，「ES細胞の樹立は，人の生命の萌芽としてのヒト胚を用いるという点から慎重に行われなくてはならない」との立場から，以下に示すような，厳格な枠組みの下であれば樹立を認めることができるとしている（「ES指針」も，これを受けて整備されている。）。

すなわち，「樹立されたES細胞を使用する研究においては，現在のところ核移植や他の胚との結合等を行わなければ個体発生にはつながることはなく，人の生命の誕生に関する倫理的問題を生じさせることはないが，ES細胞

の由来するところに鑑み，慎重な配慮が必要である。すなわち，ES細胞が濫用されれば，いたずらにヒト胚の滅失を助長することにつながりかねず，樹立に際しての慎重な配慮を無にする結果となり得る可能性がある。また，あらゆる細胞に分化できる性質を持っていることから，倫理上の問題を惹起する可能性がある。このため，その使用についても，一定の枠組みを整備することが必要である」，と。また，「他方，ヒト胚性幹細胞を扱う研究の規制の形態については，研究活動は，研究者の自由な発想を重視して本来自由に行われるべきであることを考慮する必要がある」とも言う。研究の自由にウエイトを置いた考えである。この「研究は，その樹立の過程でヒト胚という人の生命の萌芽を扱うという倫理的な問題があるものの，ヒト胚自体は現在のところ法的な権利主体とまではいえないこと，ヒト胚性幹細胞それ自体は個体の産生につながることはなく，その樹立及び使用に際して重大な弊害が生じるとはいえないことから，罰則を伴った法律による規制が不可欠なものではない。また，ヒト胚性幹細胞の研究は，まだ端緒についたばかりであり実績もほとんどない分野であることから技術的な進展に適時に対応していくことが必要であり，研究者の自主性や倫理観を尊重した柔軟な規制の形態を考慮することが望ましい」，と。

　展開が著しい領域で厳格な刑事規制の介入が適切でない点を認めるとしても，この種の研究が無制限というわけにはいかないであろう。「研究者の倫理」の内実を問題とすべきである。前記報告書は，ヒトES細胞の樹立の要件として，ヒトES細胞の樹立に用いることが可能なヒト胚として，「不妊治療に際して生じ，やむを得ず廃棄されるいわゆる余剰胚に限定されるべきである」とし，「当初からヒトES細胞を樹立するための目的をもって，精子と卵子を受精させてヒト胚を作成することは，新たに生命の萌芽を作成し滅失するという行為を行うものであり，認めるべきではない」，という具合に線引きをする。「余剰胚」という位置づけ自体に抵抗を感じるが，結論は妥当である。また，こうも言う。すなわち，「患者の体細胞の核を除核卵に移植し，患者と遺伝子が同一のクローン胚を作成し，そこからES細胞を樹立することにより，

拒絶反応のない細胞や組織の移植医療を行うことも将来の可能性としては想定される。しかし，ヒトクローン胚の作成は，生命の萌芽を研究のために作成するという観点，さらに，母胎への移植を行えば，禁止されるべき人クローン個体の産生につながり得るものであり，その許容性については，慎重に判断されるべきである。現時点では，余剰胚から樹立された ES 細胞を利用した研究の実績が蓄積されるのを待って，その医療への応用の可能性について評価した上で，その是非について再検討がなされるべきであり，ヒトクローン胚からのヒト ES 細胞の樹立は行わないものとすべきである」，と。

　この歯止めは重要である。ヒトクローン胚創出と ES 細胞の樹立をつなぎ合わせることを認めれば，もはや無限の人体利用・生命操作に途を開くことになる。これは生命体の道具化であり，「人間の尊厳」を侵すものと思われる。むしろ，ここで重要なのは，禁止事項である。前記報告書は，「(1)ヒト ES 細胞から，除核卵への核移植などにより個体を発生させる研究，(2)着床前のヒト胚へのヒト ES 細胞の導入，(3)ヒトの胎児へのヒト ES 細胞の導入，(4)ヒト ES 細胞を導入した着床前の動物胚からの個体産生」を禁止事項として挙げている。そして，「(2)～(4)におけるヒト ES 細胞の導入の禁止については，ヒト ES 細胞を分化等させて得られた細胞，組織等の導入まで含めるものではないが，そのような研究に当たっても必ず，個別審査によりその妥当性が判断されるべきである。なお，(2)については，どのような細胞を導入する場合でもヒトとヒトのキメラ胚の作成として禁止される」，と説明する。これら 4 項目は，「ES 指針」27 条に採用されている。現在は指針段階であるが，これらは，いずれ法規制のレベルまで（場合によっては刑事規制のレベルまで）格上げされてよい内容である[34]。

[6]　最後に，人体利用と「人間の尊厳」について考えてみよう。まず，総論的問題として，現行法が人の「身体」をどのように位置づけているかを確認しておこう[35]。身体を法的に考察する場合，いうまでもなく，その保護が中心となるが，同時にその処分権も問題となる。ドイツ憲法と異なり，日本では，憲法上「身体」について必ずしも明確な位置づけを与えていない。ある

程度これを明確に規定しているのは，刑法 204 条の傷害罪の規定(「人の身体を傷害した者は，10 年以下の懲役又は 30 万円以下の罰金若しくは科料に処する。」)であり，また民法も，身体への不法な攻撃に対して不法行為責任(民法 709 条)で対応することにより身体の保護を図っている。ここでいう「身体」の内容としては，一般に身体の完全性ないし統一性と生理的機能というものが考えられている。しかし，生命についてはその処分権が刑法 202 条の同意殺人罪の規定で制限されているのに対して，身体の処分権については規定もなく，解釈に委ねられている。行為態様や目的の「公序良俗違反」を根拠として制限を設けるか（通説・判例（最決昭和 55 年 11 月 13 日刑集 34 巻 6 号 396 頁等参照）），あるいはパターナリズムを極力排して「生命の危険性」を基準として制限を設けるか，争いがある。前者は，基準の流動性からして問題がある。しかし，後者も，基準としては大雑把である。身体の自己所有性，したがって自己処分権を認めるにしても，憲法上の基本的人権の尊重(とりわけ憲法 13 条の個人の尊重・幸福追求権)の趣旨からして，身体は人格権の重要基幹部分として位置づけられるべきであり，そうだとすれば，むしろ「人格の同一性の著しい変更」という点に限界基準を設定すべきではあるまいか(例えば，大脳の重要部分の切除等)。かくして，いずれにせよ医療という場面でも，患者の身体を医療関係者が一方的に扱うことはできず，インフォームド・コンセントおよび自己決定権が重要な役割を演じることになる。その意味では，いわゆるデカルト的心身二元論は妥当でなく，むしろ私が立脚する存在論的観点からすれば，身体と意思は分離しえない統一体として捉えるべきである。そのかぎりでは，「人格(権)の尊重」と「人間の尊厳」とは符合するといえる。しかし，自己決定権は万能とはいえず，「医療」という枠の中で内在的制約に服することがあることにも留意する必要がある。

　問題は，臓器移植等でみられるように，患者の身体の一部が切り離された場合である。刑法上，生体であれば当然ながら殺人罪による保護を受け，その身体も，前述のような傷害罪による保護を受ける。したがって，例えば，部分生体肝移植のような場合の身体の一部は，直接的に人格権の一部として

保護を受けることになる。ここでも、「人格（権）の尊重」と「人間の尊厳」は符合すると思われる。そして、臓器売買禁止の根拠も、一応そこに求めることができる。「一応」というのは、後述のように、臓器よりも小さい身体の(切り離された)一部や細胞等も同様の扱いになるか、という問題があるからである。

　ところが、死体になれば、刑法上は死体損壊罪（190条）で保護されるにとどまり、死体の一部の扱いについては明文の禁止規定がない。しかし、解釈論としては、やはりこの場合も、売買等の商業主義的扱いを禁止するのが一般的である。その根拠は必ずしも明確でないものの、死後といえどもなお人格権の一部が残存するという考えと、死者に対する遺族の敬虔感情の保護という考えがありうる。私自身は、存在論的観点から、単なる敬虔感情を超えて、死者ないし死体にも生者に準じた固有の(社会的レベルでの)「死者の尊厳」ないし「死体の尊厳」があるのではないかと考えている。人類は長年、死者ないし死体を物とは異なるものとして扱ってきた。まさにそこには、死者にも生者に準じた固有の(社会的レベルでの)「死者の尊厳」ないし「死体の尊厳」があると思われるのである。そこから、死者から摘出した臓器の売買の禁止の根拠も導き出せるのではなかろうか。ましてや脳死体の場合、まだ社会的に十分に死体として受け止められていない部分もあり、少なくとも現段階では生体に準じた扱いをすべきであろう。臓器移植法8条が脳死体を丁重に扱うことを要求しているのは、この意味で理解すべきである。少なくとも、摘出臓器を財産と同様に扱うことは、法的に禁止すべきものと考える。また、そのように考えると、臓器提供の意思は、やはり本人のみが原則として表示できると解するほかない。したがって、家族に臓器提供を全面的に委ねることには問題がある。ましてや、本人および家族の意思を無視して臓器摘出をすることは許されないといわねばならない。

　その他、臓器以外の各種組織・細胞についても、基本的にそのように考えるべきだと思われるが、現状は、徐々にその「商品化」が進む懸念を抱かせる兆候がある。周知のように、アメリカでは、人体組織が商品化していると

いう[36]。血液のように身体そのものというよりもむしろ身体の成分となるものと，血管のように身体の一部を構成するものとでは扱いが異なるのか，あるいは「身体の有効利用」という功利主義が医療とどのように調和するのか，という点も含めて，「商品化」禁止の明確な法的根拠および枠組みを呈示すべき時期に来ている。さらに，これと関連して，病理解剖で用いた死体の一部（「ヒト由来物質」）の研究利用についても，一定のルールを作るべきである[37]。

[7] その規範的根拠は，いずれも「人間の尊厳」に求めるほかないように思われる。しかし，それは，生命それ自体とか生体の一部を構成している身体と同等とはいかない。さればといって，物とも異なる存在である。敢えていえば，「人間の尊厳」が本質的なものとして根底にありながら，それぞれの段階において姿を変えて存在態様として表出しているのではないかと考える。法解釈論的には，生命については，当然に殺人罪の規定が直接「人間の尊厳」を保護すべく存在しているし，身体については，傷害罪の規定が生命よりもやや縮小した形で(本人の自己処分を一定程度尊重するという意味で)「人間の尊厳」を保護すべく存在しているし，胎児については，堕胎罪の規定が「生成中の人」として既生の生命よりやや縮小した形で「人間の尊厳」を保護すべく存在している，と解される。また，ヒト受精胚については，日本では直接の保護規定は現在のところなく，関連法として「ヒト・クローン技術等規制法」があるにすぎないものの，その存在は，胎児と同等とはいかないにせよ，やはり「人間の尊厳」と連動する存在としてその保護を要求するものである。保護立法が望まれる。さらに，死体やヒト由来物質も，人でもないし物でもない存在でありながら，その根底や背後にいつも「人間の尊厳」が控えて存在するものであり，独自の保護を要求するものである。これは，新たな保護体系に位置づけるべきである。

5　結　語

　以上，「人間の尊厳」と生命倫理・医事法の関係について，本質的考察を踏

まえて具現化を試みてきた。まだ試論の域を出ないが,さらに洗練したものにしていきたい。

最後に,メディカル・デュープロセスの法理を提唱しておきたい。これは,数年来私が提唱しているものであるが[38],医療,とりわけ人体実験・臨床試験・治療的実験のようなものについては,社会的観点も加味して,適正手続による保障がなければ,当該医療行為ないし医学的研究は違法である,とする法理である。具体的には,実験段階から個々の被験者・患者に対するインフォームド・コンセントはもとより,その前段階として彼らに熟考期間(カウンセリングを含む)があったか,人権への配慮や安全性について倫理委員会(これも独立した機関であることが望ましい)の適正な審査を受けているか,人類に多大な影響を与えうるもの(例えば,先端医療技術の新規なものや遺伝子関係のもの)については,プライバシーを侵害しない範囲で情報公開をし(遺伝情報はプライバシーを超える。),社会的合意・承認を得ているか等をチェックして,そのいずれかでも欠けていれば,当該医療行為ないし医学的研究は違法であり,そのようにして得られたデータに基づく学術論文の公表を禁止したり,それ以後の公的研究費を凍結する等の行政処分をし,悪質なものについては民事責任,場合によっては刑事責任を負わせようとするものである。これによって,「人間の尊厳」を保障し,また,専門家の責任を社会に対して担保することができるように思われる。科学技術・医療技術の進歩は,「人間の尊厳」に根ざした一定の規範的コントロールとセットになって初めて平和利用,ひいては人類の福祉に役立つものである。両者はその両輪である。

1) カント研究に関する三島淑臣『理性法思想の成立――カント法哲学とその周辺――』(1998・成文堂)をはじめとする諸著作のほか,法存在論に関する同「自然法と法の歴史性の問題――現代ドイツ自然法論の一考察――」法政研究33巻3-6号(1967)367頁以下等の諸著作参照。とりわけ『理性法思想の成立』に収められた諸論稿は,近代的所有理論の問い直しをはじめとして,生命倫理の基本問題へと連動する重要な問題提起が内包されているが,本書ではその点までは言及しえなかった。今後の課題としたい。なお,私が17年をかけて訳出した *Arthur Kaufmann*, Das Schuldprinzip. Eine straf-

rechtlich-rechtsphilosophische Untersuchung. 2. Aufl. 1976.（アルトゥール・カウフマン（甲斐克則訳）『責任原理——刑法的・法哲学的研究——』（2000・九州大学出版会））の翻訳作業の過程においては，水波朗博士の学恩とともに三島教授の学恩が深く関わっている。

2)「人間の尊厳」については，ホセ・ヨンパルト『人間の尊厳と国家の権力』（1990・成文堂），同「再び，『個人の尊重』と『人間の尊厳』は同じか」法の理論 19（2000）103 頁以下，青柳幸一「『個人の尊重』と『人間の尊厳』——同義性と異質性——」同著『個人の尊重と人間の尊厳』（1996・尚学社）5 頁以下，同「人間の尊厳と個人の尊重」同著『人権・社会・国家』（2002・尚学社）61 頁以下，『ホセ・ヨンパルト教授古稀祝賀・人間の尊厳と現代法理論』（2000・成文堂）第 1 部所収の各論稿，水波朗「人間の尊厳と基本的人権(1)(2)」同書 229 頁以下および法の理論 20（2000）17 頁以下〔同著『自然法と洞見知——トマス主義法哲学・国法学遺稿集——』（2005・創文社）567 頁以下所収〕，加藤尚武『価値観と科学/技術』（2001・岩波書店）31 頁以下，特集『生命倫理と人間の尊厳』理想 668 号（2002）所収の各論稿，中山將「人間の尊厳について」高橋孝雄編『ヒトの生命と人間の尊厳』（2002・九州大学出版会）133 頁以下，クルツ・バイエルツ「人間尊厳の理念——問題とパラドックス——」L・ジープ/K・バイエルツ/M・クヴァンテ（L・ジープ/山内廣隆/松井富美男編・監訳）『ドイツ応用倫理学の現在』（2002・ナカニシヤ出版）150 頁以下（吉田浩幸訳），生命倫理 13 巻 1 号（2003）所収の松井富美男「人間の尊厳とは何か——差異化と水平化の二重機能——」同誌 58 頁以下ほかの関連諸論稿，ドイツ連邦審議会答申（松田純監訳）『人間の尊厳と遺伝子情報——現代医療の法と倫理（上）——』（2004・知泉書館），松田純「『人間の尊厳』の意味内容」同著『遺伝子技術の進展と人間の未来——ドイツ生命環境倫理学に学ぶ——』（2005・知泉書館）49 頁以下，ディーター・ヒルンバッハー（忽那敬三訳）「人間の尊厳——比較考量可能か否か？」応用倫理学研究 2 号（2005）88 頁以下等参照。プラグマティズムの国アメリカでも「人間の尊厳」をめぐる議論があることにも注目する必要がある。この点については，西野基継「アメリカにおける人間の尊厳論の諸相」前出『ホセ・ヨンパルト教授古稀祝賀・人間の尊厳と現代法理論』257 頁以下参照。

3) 宮澤俊義編『世界憲法集〔第 2 版〕』（1976・岩波文庫）159 頁。

4) ヨンパルト・前出注(2)『人間の尊厳と国家の権力』68-69 頁。

5) この問題の詳細については，甲斐克則「刑事法と人権」ジュリスト 1244 号（2003）149 頁以下参照。

6) この問題の詳細については，甲斐克則『安楽死と刑法〔医事刑法研究第 1 巻〕』（2003・成文堂）参照。

7) この問題の詳細については，甲斐克則『尊厳死と刑法〔医事刑法研究第 2 巻〕』（2004・成文堂）参照。

8) カント（波多野精一＝宮本和吉訳）『実践理性批判』（岩波文庫）50 頁。

9) カント（野田又夫訳）『人倫の形而上学の基礎づけ』『世界の名著32・カント』所収（中央公論社）274頁。
10) カント・前出注(9) 281-282頁。
11) この点については，刑事責任の本質との関係で論じたことがある。甲斐克則「責任論における自律と自己決定」刑法雑誌41巻2号（2002）99頁以下参照。松田・前出注(2)およびそれが依拠するドイツ連邦審議会答申・前出注(2)の基本的立場は，私見とほぼ同様だと思われる。
12) Vgl. *Kaufmann*, a. a. O. (Anm. 1), S. 90 ff. 甲斐訳・127頁以下参照。
13) 甲斐克則「人体実験と日本刑法」広島法学14巻4号（1991）67頁以下〔本書第2章〕，同「医薬品の臨床試験とインフォームド・コンセント」年報医事法学7（1992）88頁以下〔本書第3章〕，同「臨床試験・人体実験とドイツ法」年報医事法学13（1998）69頁以下〔本書第5章〕，同「院内製剤とインフォームド・コンセント」日本病院薬剤師会雑誌36巻3号（2000）5頁以下〔本書第4章〕，同「医事刑法への旅　第5講　人体実験・臨床試験をめぐる刑法上の問題」現代刑事法4巻12号（2002）112頁以下〔同著『医事刑法への旅Ⅰ』（2004・現代法律出版）63頁以下〕，同「医事刑法への旅　第6講　医薬品の臨床試験と刑事規制」現代刑事法5巻1号（2003）78頁以下〔同・前出『医事刑法への旅Ⅰ』84頁以下〕，同「生命倫理および医事法の原点としての被験者保護と『人間の尊厳』」生命倫理13巻1号（2003）70頁以下〔本書序章〕。
14) 常石敬一『七三一部隊——生物兵器犯罪の真実——』（1995・講談社現代新書），橳島次郎『先端医療のルール——人体利用はどこまで許されるのか』（2001・講談社現代新書），土屋貴志「『bioethics』と『生命倫理——人体実験を中心に——』西洋思想受容研究会編『西洋思想の日本的展開——福澤諭吉からジョン・ロールズまで——』（2002・慶應義塾大学出版会）154頁以下，特に165頁以下，光石忠敬＝橳島次郎＝栗原千絵子「研究対象者保護法要綱試案——生命倫理法制上最も優先されるべき基礎法として——」臨床評価30巻2＝3号（2003）369頁以下等参照。「人間の尊厳」との関係で人体実験の問題を論じたものとして，長島隆「人間の尊厳と科学研究の自由」前出・注(2)理想668号2頁以下参照。
15) この点の詳細については，甲斐・前出注(13)年報医事法学13〔本書第5章〕参照。医薬品の臨床試験以外の人体実験については，ドイツ連邦医師会の倫理委員会が強力なイニシアチヴをとって対処している。
16) オランダのシステムについては，甲斐克則「医事刑法への旅　道草編・その1　オランダの被験者保護の法システム——倫理委員会の在り方の模索への旅——」現代刑事法5巻6号（2003）111頁以下〔同・前出注(13)『医事刑法への旅Ⅰ』75頁以下および本書第6章〕参照。
17) 以上の経緯については，甲斐克則「クローン技術の応用と法的規制」『Bioethics医学の進歩と医の倫理』（2000・医学の世界社）175頁以下，同「クローン技術の応用と（刑事）法規制」現代刑事法2巻6号（2000）26頁以下

を，また，同法の詳細については，同「ヒト・クローン技術等規制法について」現代刑事法 3 巻 4 号（2001）87 頁以下をそれぞれ参照。
18) この点の詳細については，甲斐・前出注(17)現代刑事法 2 巻 6 号 33 頁以下参照。なお，加藤尚武「クローン人間禁止理由の法哲学的吟味」生命倫理 9 巻 1 号（1999）12 頁参照。
19) 朝日新聞 2003 年 3 月 16 日付朝刊報道等参照。危険性/安全性との関係では，それ以前にも，農水省畜産試験場で国内初の体細胞クローンヤギが生後 16 日目で死亡し，肝臓や肺，腎臓などに，本来ないはずの骨髄系の造血細胞が異常に増えていたことがわかったこと，また，すでに 200 頭近く誕生している体細胞クローン牛でも，死産や誕生直後に死ぬ例が約 4 割を占め，免疫系や肝組織などの異常が多いことがわかってきたこが報道されている。朝日新聞 2000 年 12 月 23 日付朝刊報道参照。この事実は，クローン問題を考えるうえで重要である。
20) この問題については，金澤文雄「人の胚の道徳的および法的地位」岡山商科大学法学論叢 3 号（1995）1 頁以下，長島隆＝盛永審一郎編『生殖医学と生命倫理』（2001・太陽出版）所収の各論稿，甲斐克則「ヒト受精胚・ES 細胞・ヒト細胞の取扱いと刑法――生命倫理の動向を考慮しつつ――」現代刑事法 4 巻 10 号（2002）60 頁以下，特に 61 頁以下参照。
21) 石原明「体外受精の法的視点と課題」ジュリスト 807 号（1984）31 頁。
22) 佐伯仁志＝道垣内弘人『刑法と民法の対話』（2001・有斐閣）312-316 頁参照。
23) *Rolf Keller*, Beginn und Stufungen des strafrechtlichen Lebensschutzes, in *Hans-Ludwig Günther und Rolf Keller* (hrsg.), Fortpflanzungsmedizin und Humangenetik―Strafrechtliche Schranken?, 2. Aufl. 1991, S. 115 u. S. 117 f.
24) 金澤・前出注(20)1 頁以下。
25) 高井裕之「生殖医療問題の憲法的分析」平成 5 年度科学研究費補助金・総合(A)研究成果報告書『生殖医療における人格権をめぐる法的諸問題』代表・東海林邦彦（1994）61 頁，刑法学者の見解として，吉田敏雄「ヒトの移植前初期胚の（法的）性格とそれに関連する若干の問題――刑事法的問題関心から――」同報告書 99 頁。また，胎児に関してではあるが，中山茂樹「胎児は憲法上の権利を持つのか――『関係性』をめぐる生命倫理と憲法学――」法の理論 19（2000）36 頁以下，特に 41 頁以下。
26) この点については，甲斐克則「生殖医療と刑事規制――イギリスの『ウォーノック委員会報告書』（1984 年）を素材として――」犯罪と刑罰 7 号（1991）154 頁参照。
27) 吉田・前出注(25)99 頁。
28) 秋葉悦子「『ヒト胚』の法的地位と尊厳――生命科学技術に関するわが国の規制をめぐって――」長島＝盛永編・前出注(20)124 頁以下。なお，同「ヒト胚

の尊厳」生命倫理 13 巻 1 号（2003）12 頁以下のほか，生命倫理の観点からのものとして，前出注(2)理想 668 号所収の山本達「ヒトゲノム解析・遺伝子医療での人間の尊厳という問題」同誌 25 頁以下，蔵田伸雄「尊厳という価値について——人間と胚と胎児の価値」同誌 51 頁以下，尾崎恭一「ヒト胚研究と人間の尊厳——ヒト胚の尊厳性について——」同誌 60 頁以下，盛永審一郎「『人間の尊厳』と『生命の尊厳』——『ドイツ胚保護法』をてがかりに——」同誌 82 頁以下，アンジェロ・セラ（秋葉悦子訳）「ヒト胚・処分可能な『細胞の塊』か，『ヒト』か？」同誌 94 頁以下参照．

29) 秋葉・前出注(28)134-135 頁．

30) もちろん，「人間の尊厳」自体，完成されたものではなく，なお検討を要する点がある．この点について，バイエルツ・前出注(2) 150 頁以下［吉田浩幸訳］参照．

31) 甲斐克則「生殖医療技術の（刑事）規制モデルについて」広島法学 18 巻 2 号（1994）65 頁以下，同「生殖医療技術の法的規制の意義と問題点」産婦人科の世界 49 巻 1 号（1997）11 頁以下参照．

32) 甲斐・前出注(32)参照．

33) この点については，甲斐・前出注(20)62-63 頁参照．

34) この点については，甲斐・前出注(20)64-65 頁参照．

35) この点については，すでに論じたことがある．甲斐克則「医事法的観点からみた患者の身体」医学哲学・医学倫理 18 号（2000）167 頁以下．

36) この点については，粟屋剛『人体部品ビジネス——「臓器」商品化時代の現実——』（1999・講談社）および L・アンドルーズ＝D・ネルキン（野田亮＝野田洋子訳）『人体市場——商品化される臓器・細胞・DNA——』（2002・岩波書店）参照．なお，この問題と関連する論稿として，甲斐克則「人体の利用と刑法・その 1 ——身体，身体から切り離された『身体の一部』および死体の法的位置づけ——」現代刑事法 6 巻 2 号（2004）111 頁以下，同「人体およびヒト組織等の利用をめぐる生命倫理と刑事規制」湯沢雍彦＝宇都木伸編『唄孝一先生賀寿記念・人の法と医の倫理』（2004・信山社）479 頁以下，同「刑事法学の視点から——人体・ヒト組織・ヒト由来物質の利用と刑事規制をめぐる序論的考察」北大法学論集 54 巻 6 号（2004）156 頁以下，同「人体・ヒト組織・ヒト由来物質の利用をめぐる生命倫理と刑事規制」刑法雑誌 44 巻 1 号（2004）101 頁以下，佐久間修「ヒトの身体構成部分の法的保護とその限界」刑法雑誌 44 巻 2 号（2005）73 頁以下参照．また，この問題を根本的に考えさせる法制史の文献として，ジャン＝ピエール・ボー（野上博訳）『盗まれた手の事件——肉体の法制史——』（2004・法政大学出版局）を参照されたい．

37) この点については，日本組織培養学会倫理問題検討委員会「非医療分野におけるヒト組織・細胞の取り扱いについて」組織培養研究 17 巻 4 号（1998）117 頁以下，「〈特集〉ヒト組織・細胞の取扱いと法・倫理」ジュリスト 1193 号（2001）の座談会および諸論稿，さらには日本組織移植学会「ヒト組織を

利用する医療行為に関するガイドライン」(2002) 参照。
38) 甲斐克則「医事刑法への旅 第1講 医事刑法総論」現代刑事法4巻6号 (2002) 104頁〔同・前出注(13)『医事刑法への旅 Ⅰ』8頁〕。

第2章

人体実験と日本刑法

1 序

[1]　人体実験とは，新たな科学的知識を獲得するために試みられる人体への干渉のことをいう[1]。それは，例えば，新たな治療ないし手術の研究開発・試行段階，あるいは新薬の研究開発・試供段階で，さらに広い意味では胎児研究，ヒト胚を用いた研究，遺伝子操作といった最先端の生物医学的研究や行動心理学ないし社会科学上の観察においても行われる[2]。科学技術，とりわけ医学の進歩のためには，一方で，動物実験後に人体に対する一定の実験・試験ないし検査が不可欠であるが，他方で，それは人間の身体への必然的干渉を伴う以上，被験者のインフォームド・コンセントを得るなどして十分な人権配慮をしなければ適法とはいえず，もしそこに人権侵害があれば，生命，身体，自由への法益侵害に対し，刑法的観点からも放置しえない事態が考えられる。現に，ナチスによる強制収容所での各種の生体実験をはじめとして，世界各地で様々な違法な人体実験が行われた歴史的事実がある[3]。後述のように，わが国も例外ではない。しかし，欧米諸国が歴史的反省から，いわゆるニュルンベルク原則（1947年）やヘルシンキ宣言（1964年，但し1975年東京で，1983年ヴェネツィアで改定〔その後，2000年にエディンバラで改定〕）を契機に被験者の保護をめざした人体実験の適正な倫理的・法的コントロールの努力をしている[4]のに対して，わが国では医学界においても法学界・法曹界においても議論が著しく立ち遅れているように思われる[5]。それは，国民全体の意識の中に

おいて、この種の事案に対する人権意識なり問題意識がまだ十分自覚されていないことに起因するのではなかろうか。日常、医師から投与される薬品についても、その副作用どころか、名称さえ知らないまま服用しているのが現実である。「インフォームド・コンセント」という言葉は定着しつつあるが、実生活にその内容が根付いているわけではない[6]。しかし、この現状が違法な人体実験を許容する土壌となるのであれば、問題は深刻である。

[2]　そこで、本章では、わが国の医事刑法のパイオニアでもあられる金澤文雄教授の御退官をお祝いするにあたり、わが国の人体実験の実態分析を通じて、刑法的観点から問題点を検討し、わが国における議論の醸成を図ろうと思う[7]。周知のように、金澤教授には、この問題に関する先駆的かつブリリアントな研究があり[8]、本章も、金澤教授の研究に示唆され、さらにその問題意識を継受し、発展させようとするものである。しかし、論述の関係上、素材をわが国のもの（それも主として医学上の人体実験）に限定せざるをえず、ドイツ刑法その他を射程に入れた比較法的考察（動物実験の問題を含む）は、後の章（本章第5章、第6章および終章）に譲らざるをえない。

　いずれにせよ、基本的視座としては、被験者の人権保護を最優先のものとしつつ、その中で科学技術・医学の進歩のための人体実験・研究がどこまで許容されるか、そしてその許容枠を超えた場合、刑法上いかなる問題点が生じるか、ということが中心となるであろう。

[3]　以下、叙述の順序としては、まず、問題点を整理する意味から、人体実験なる概念の分類を行い、つぎに、それに基づいて、わが国において問題となった人体実験の代表的事案を公表資料を参照しつつ分析検討し、最後に、日本刑法の観点から人体実験の許容性ないし刑事責任の追求可能性を考察することにする。

2　人体実験の概念分類

[1]　まず最初に、人体実験の概念分類をしておく必要がある。なぜなら、

「人体実験（Humanexperimentation；Humanexperiment）」という言葉は，「安楽死」と同様，即座にナチスによるユダヤ人等の大量虐殺を連想させ，議論自体をタブー視する傾向がなお残っており[9]，このような生理的拒絶反応を克服して，問題を建設的な議論の場に引き出すには，人体実験の内容をいくつかのカテゴリーに分類して議論を展開する方が有益だと思われるからである。「安楽死」や「尊厳死」の場合には，そのような方向で，ある程度内容のある議論がなされているように思われる[10]。おそらく，人体実験の場合にもそれが期待できるであろう。それではいったい，どのような分類が可能かつ有意義であろうか。

　ドイツでは，グラールマンが，治療行為と人体実験との中間領域，いわば緩衝地帯（Puffenzone）として，「治療的実験（Heilversuch—therapeutischer Versuchとも言われる）」というカテゴリーを設定して独自の正当化事由の議論を展開[11]して以来，これに従う説が増えている[12]。すなわち，治療行為は臨床医が具体的な治療目的を設定して，医学的適応性を持ちレーゲ・アルツィスに則った行為を行うものであるが，治療的実験は後者の部分が十分熟していないものである。これに対して人体実験は，当該具体的患者の治療目的はなく，いわば将来の患者の治療をめざす一般的治療目的を設定するものであり，場合によってはこれさえないものもある。したがって，それぞれについて正当化事由を検討することが必要となる。

② 　他方，わが国の議論状況はどうであろうか。まず，金澤教授は，かつて次のように議論を展開された。「人体実験は被験者の治療を目的とするものでもなく医学的に適切な行為でもないから，傷害の構成要件該当の点については疑問がなく，もっぱら『被害者の承諾』の法理によって一定の狭い限界内で適法とされうるに過ぎない。ここでは承諾の要件の緩和とか承諾を不要とする場合などは考えられず，また，生命の高度の危険を冒すとか肢体を切断するなどの重大な干渉ははじめから適法とは考えられない。人体実験は，法的性質からいえば，治療行為とは本質を異にし，むしろ，純粋な美容手術とか移植のための生体からの臓器剔出とかスポーツによる傷害などと類似し

ているのである」[13]。そして，治療行為の中で人体実験に近接するものとして，医療上の検査と治療的実験とを挙げられ，前者は，「ある個人について病気の有無・原因などを検査することは，その個人の健康のためであるかぎり，治療行為」であるが，後者は，「患者の治療に他の方法がないので，まだ人間に試みられていない新薬を用いるような場合であ」り，「この場合にはその危険性の高さからして，通常の治療行為よりも承諾その他の要件が厳格となり，実験の場合に近似してくる。……実務的見地からはこの中間領域を設けることは意味のあることであろう。しかし，治療的実験は，それが特定の患者の治療を主目的とするかぎり，法的にはあくまで治療行為の延長上に存するものであって，人体実験とは明確に区別されるべきである」[14]，と。

　しかし，この見解に対しては，武田茂樹氏により，「確かに，このような場合，治療行為としての性格を有していることは否定できない。しかし，これらの行為が，客観的に人体実験としての性質，すなわち，『実験性』を有していることも否定できない。従って，治療的実験は，純然たる治療行為ではなく，医学上の人体実験として把握すべきである。……ある特定の患者の疾病に対する治療目的を有しているとしても，その治療方法が，実験性を有する限り，人体実験としての性質，特にその客観的な危険性を否定することはできない。治療行為と人体実験とを全く二者択一的に考える多数説の立場による限り，『治療的実験』の性格は不明確なものにならざるを得ない。医学上の人体実験は，まさにこの治療的実験の場合……及び……臨床実験の場合にこそ必要となるのである。従って，治療的実験とは，医学上の人体実験そのものであると考えられる[15]」との批判が加えられた。また，石原明教授により，「治療上の試みであっても，最近の医療技術の著しい発達は，新しい治療法や新薬をどんどん開発しつつある反面，その副作用や危険性の度合いも増大しており（臓器移植や人工臓器の開発などが，その例となるであろう），したがってそれを人体に適用するに当たっても，コントロールを及ぼす必要があると考えるので，その意味ではやはり，広い意味での『人体実験』の中にこれを位置づける必要がある[16]」との指摘もなされた。

この批判ないし指摘は，傾聴に値するものである。「治療行為」と，「治療行為の延長上にある治療的実験」を法的にも実践的にも同列に論じることは，多少無理があるように思われる。なぜなら，治療行為の正当化要件は，今日すでに，医学的適応性の存在，レーゲ・アルツィスに則っていること（医術的正当性），患者の同意または推定的同意の存在，という具合にある程度確立されているからであり[17]，治療行為から遠ざかる分だけ，正当化要件も厳しくならざるをえないからである。金澤教授自身もその後，この批判を承認され，「治療的実験を中心として，これと区別される『非治療的実験』とを対比させて，それぞれの適法性の基準を明らかにする必要があろう[18]」，と柔軟な態度を示された。もっとも，「ただ，刑法上の正当化事由の問題としては，非治療的実験はもっぱら被害者の承諾の問題であるのに対して，治療的実験の中には，治療のために他の手段方法がないような場合に新しい治療法として医学的適正性が認められうるものもあるのであって，その場合はやはり治療行為の性質をも合わせもっていると考えるのが妥当ではないかと思う」，と従来の立場を部分的に堅持され，グラールマンのような見解については，「治療的実験を治療行為とも人体実験とも異なる独自の概念として構成する学説もあることが注意される」，と言うにとどまっておられる[19]。

これに対して，大谷實教授は，次のように説かれる。「医療水準に照らし他にとるべき手段がない場合，許された危険の法理によって，疾病の重篤度と比較考量して医師の裁量によって医療水準以下の新療法を実施することも可能である。水準以下の新療法が緊急性または補充性を要件として許されるのは，その実施がもっぱら患者の治療手段として有益だからであるが，さらに医学研究における『臨床試験』も広く行なわれていることはいうまでもない。これもまた，一種の医療水準以下の治療である。医療技術の開発・改善にとって臨床研究は不可欠である。同時にこの種の研究は，実施される患者の治療目的と不可分な関係に立つ。これら2つの類型を合わせて治療的実験という。〔改行〕他方，実験は治療と無関係にも行なわれる。いわゆる生（人）体実験がこれである」[20]。大谷教授の見解は，治療的実験を「一種の医療水準以下の治

療」とみなすところに特徴がある。しかし，それが法的に独自の地位を有するかは，必ずしも明確でない。一見すると金澤教授の説と同じようにも解されるが，緊急性，補充性を要件とされる点で，微妙に異なる。

　さらに，石原教授は，前述のような立場から，当該被験者の治療とは関係なく行われるものを「人に対する科学実験（科学的人体実験）」と呼び，治療として試験的に試みられるものを「人に対する臨床実験（臨床的人体実験）」と呼び，単に「人体実験」と呼ぶときはこの両者を含む広い意味のものとすることを提唱される[21]。これは，ヘルシンキ＝東京宣言の序文の一節，すなわち，「ヒトにおけるbiomedical研究の分野では，本質的には患者のための診断および治療を目的とする医学的研究と，その本質的目的が純粋に学術的で，しかも研究の対象とされている被験者にとっては直接診断的または治療的価値のない医学的研究との間には，根本的な区別を認めなければならない[22]」という内容に即応するもので，理論的にも実践的にも了解可能な概念提唱と思われる。しかし，その法理論的意義について石原教授はそれ以上展開されてはいない。

[3]　以上の議論を参考にしながら，その不十分な点を補足しつつ人体実験の概念分類を試みてみよう。その際，他方で，「人体実験一般としての類型化は，無意味なだけでなく，有害である[23]」との指摘があることも考慮しておく必要がある。したがって，概念分類が有意義なものとならねばならない。そのためには，人体実験の実態を分析する必要がある。後述のように，本章では，公表された資料に基づいて代表事例を分析した。その結論を先取りすると，次のような分類が可能と思われる。

　第1に，ナチスによる強制収容所での人体実験や日本陸軍石井部隊による満州での人体実験，あるいはアメリカ捕虜兵に対する九州大学医学部での生体解剖実験のようなものは，一定の政治的・軍事的要請と結び付いた人体実験であり，科学的研究の名にも値せず，ましてや被験者の治療とは到底言えず，いわば「生存の価値なき生命の毀滅」に匹敵するもので，これを「政策的人体実験」と呼ぶことにする。そしてその正当化は考える余地がない。

第2に，このように一定の政治的・軍事的要請とは結び付かないにせよ，被験者の治癒とはまったく関係のない，いわば研究のためだけの人体実験がある。後述のように，それは，乳幼児や精神障害者を被験者とする場合にみられる。これは，いわば研究至上主義的人体実験とでもいうべきものであり，治療行為との接点はない。被験者は，研究のための実験素材にすぎない。もっとも，将来の治療に役立てるために不可欠とされる実験も相当ありうるので，その呼称は必ずしも適切ではない。そこで，このように研究中心の人体実験を「研究本位的人体実験」と呼ぶことにする。これも，被験者の現実的同意がない以上，正当化の余地はほとんどないであろうし，同意があっても生命に具体的危険を及ぼすような実験は認められないであろう。これには，新薬の研究開発の一部の実験やその他の「医学上」の実験のみならず，行動心理学やその他の社会科学上の実験も含まれる。

　第3に，当該患者の疾病を治癒する目的ではあるが，その治療方法が正規の治療行為として定着していない，いわば実験段階にある場合，これを他の論者にならい，治療的実験ないし（表現緩和のために）臨床試験と呼ぶことができるであろう。これは，新規の治療方法の開発・応用や新薬の開発・応用のプロセスにおいて必然的に表れる。これは幅が広く治療行為との限界がつけにくい場合もあるので，正当化を論じる際に同意のほかに緊急性や補充性，あるいは利益・リスク衡量などの入念な検討が必要である。とりわけ新薬の開発に関しては，われわれが日常的に直面しやすいものであることを忘れてはならない。

　以下，これらの分類を多少実証的に分析して，議論の素材にすることにしよう。それによって人体実験の構造ないしメカニズムが明らかになるであろう。

3　日本における人体実験の実態分析

[1]　(1) **政策的人体実験**　　ナチス強制収容所における生体実験[24]に代表

される政策的人体実験は，前述のようにわが国にも戦時中存在した。周知のように，アメリカの捕虜兵士に対する九州大学医学部教授らによる生体解剖事件[25]や満州における日本陸軍(関東軍)731 石井部隊による毒ガス実験や細菌投入事件[26]等がそれである。これらはまさに軍事優先政策と医学・科学が結び付いた結果であり，そこには殺人行為に対する何らの歯止めもない。被験者に対する人権配慮も皆無で，被験者は単なる実験対象物でしかない。

こうした非人道的生体実験が行われる要因を，小児科医の日比逸郎氏は，次のように分析している[27]。第1に，実験する側とされる側との間の支配・被支配関係の存在。第2に，被支配者に対する支配者の差別意識，人種的なエリート意識の存在。第3に，内部の相互批判を許容しない環境の存在。第4に，実験の場の密室性。第5に，実験者のみならず，それをとりまく周囲にも非人道的な生体実験を許容する条件が存在したこと。この指摘は正鵠を射ており，「このような5つの要因が科学者の知的好奇心，知的需要と結びついたときに，彼は悪魔と化して非人道的な生体実験に走」る[28]ものといえよう。

2 **(2) 研究本位的人体実験**　しかし，これらの要因は，戦後においても姿を変えて残存した。すなわち，日比逸郎氏の指摘するように[29]，第1に，実験する側(医師)とされる側(患者)との力関係は，いわゆる学用患者制度にみられるように，後者が圧倒的に劣るものであった。したがって第2に，医師は特権階級意識・エリート意識を有し，患者は教育と研究のマテリアルにすぎなかった。しかも第3に，大学病院の臨床の教授に権力が集中していたため依然として実験者内部での相互批判が欠如し，当然ながら第4に，実験の場の密室性は解消されなかった。そして第5に，外部的要因として，専門家という権威に対する盲従主義，人権意識の欠如が挙げられる。

このような環境においては，患者の治療というよりも，あるいは被験者の同意，人権保護というよりも，研究優先の，いわば研究至上主義的な人体実験が行われる素地が十分にある。その典型は，乳児や精神障害者といった意思決定無能力者を被験者にする場合に表われる。その例として，名古屋市乳児院収容児人体実験と新潟大学医学部恙虫病人体実験を取り上げてみよう。

3　日本における人体実験の実態分析　45

　名古屋市乳児院収容児人体実験[30]とは，昭和27年，名古屋医科大学小児科において，その研究課題たる「特殊大腸菌の研究」のために同年以来乳児院に収容の乳児に特殊大腸菌（アルファー・ベータ大腸菌とも称する）を服用せしめ，その服用した乳児はもちろん，伝染児も下痢が甚だしく，重態に陥ったとされる事案である。そして，同年11月25日に死亡した乳児は，死因を肺炎と診断されていたが，関係者の供述や解剖結果を総合すれば，他の乳児に服用せしめたと同一の特殊大腸菌が純培養されていた事実が明瞭で，服用児の菌が感染したものと認めざるをえない，と日弁連人権委員会は認定している。

　本件では，上記特殊大腸菌が有害か無害かその程度すら判然としていなかったのであるから（後に有害と断定される。），その服用は違法な人体実験であり，傷害（致死）罪を構成するといわざるをえない。日弁連も，調査の結果，そのような結論に達し，法務大臣，厚生大臣，検事総長，衆参両院議長，愛知県知事，名古屋高検検事長，名古屋市長，日本医師会長等，関係各方面に警告を発し，各機関の善処を求めた。しかし本件が法廷で裁かれることはなかった。本件では，家庭環境に恵まれない乳児が実験対象とされ，しかも実験自体が組織的であるところに特徴があるといえよう。そして，この種の事例は，他にもみられる[31]。

　このような一方的な研究至上主義的な人体実験は，精神病患者に対しても行われている。新潟大学医学部における恙虫病人体実験[32]は，その典型例である。それは，次のような事案である。新潟大学医学部K内科のK教授は，かねてから恙虫（つつがむし）病の研究をしてきたが，医療法人A会新潟精神病院の副院長に要請し，院長の承諾のもとに，昭和27年11月15日から昭和31年1月11日までの3年2ヶ月にわたって，前記K内科の副手ら多数を動員して，入院患者119名に対して，恙虫病菌の皮下注射，皮内注射をなさしめ（人により注射量は異なる。），また人によっては乳剤〔恙虫病原菌（リケッチャー）を接種した二十日鼠の脾臓をすりつぶし滅菌生理的食塩水で稀釈製作したもの〕を用いたものがあった。そして，上記患者のうち9名から皮膚の一部を切除した。これらの患者について温度表は作成されたが，カルテの記載はされなかった。

そして，上記被注射患者のうち，8名が死亡し，うち1名は自殺したという。

上記事実は，日弁連人権擁護委員会に申立され，同委員会は，「恙虫病人体実験特別委員会」を設置して調査に乗り出し，その結果，上記行為は法令を無視した人体実験であり，国民の基本的人権の侵犯で傷害罪構成の虞れある事件である，との結論に達した。そして，関係当局者に厳重警告ないし注意を喚起した。その際，加害者であるK教授らに人権侵犯の認識がなく，それどころか，K教授がこのような行為は医学研究のために必要であり，医学の進歩のためならば多少の犠牲はやむをえないという考えさえ有している点を厳しく批判しているのが注目される。何より事理弁識能力のない精神病患者を被験者にしている点，そして保護者の同意さえない点は，前述の乳児人体実験の場合と同様，多くの問題性を内包しているといえよう。しかし本件も，法廷で裁かれてはいない。それ自体がひとつの特徴を表しているともいえる。

3　広島大学医学部癌人体実験[33]も，この研究本位的人体実験の範疇に加えられるであろう。日弁連人権擁護委員会の調査によれば，次の事実が認められる。

昭和44年10月金沢市で開かれた第28回日本癌学会総会において，広島大学医学部原爆放射能医学研究所外科I助教授ら9名の研究グループによって，同種脾細胞利用による癌免疫療法が発表されたが，その際に上記免疫療法が動物実験による研究のみではなく，人体に対し臨床実験されていることが報告された。上記免疫療法の概要は，遺伝的系統のはっきりしている純系のマウスに癌の移植を繰り返すと癌増殖抑制効果があるとの知見に基づき，これを臨床的に人体に適用しようと試みたものである。すなわち，脾臓が免疫的作用において強い点に着眼し，バンチ病など外科的に脾臓の剔出を必要とする非癌患者に対し，その剔脾前において，あらかじめ癌患者より得た癌組織を注入して免疫し，その後剔出された脾臓を冷凍保存して必要のつど細分し，生理的食塩水と混和して脾細胞浮遊液を作り，これを癌患者に対し注入投与して癌の増殖作用を抑制しようとする療法である。上記の報告に対し学会免疫部門の座長である国立癌センターのN博士から，「非癌患者で特に

脾細胞が免疫学的に弱まっているような患者に癌組織の免疫を行なってはたして安全か，また患者の了解を得たか」などと医の倫理（換言すれば患者の人権）に触れる発言がなされたため，ジャーナリズムに取り上げられ，いわゆる人体実験ではないか，と取沙汰されるに至ったのである。

広島弁護士会人権擁護委員会および日弁連人権擁護委員会の調査の結果，I助教授らは昭和43年から44年にかけて広島大学附属病院の入院患者で，バンチ病なと外科的に脾臓の剔出を必要とする3名の非癌患者および20名の末期癌患者を被験者とし，同人らに十分な説明もせず，したがって同意を得ないで，前記のような本件癌免疫療法を臨床実験したことが明らかにされたのである。

諸種の資料や諸医学家の見解によれば，「発癌の原因について刺激説，ヴィールス説などに説が分かれて未だ明確ではない。したがって死滅材料を使用したからといって決して安全とはいいきれない」，「動物の癌と人間の癌とが，すべてにおいて同質であるとの根拠はないから，動物実験の結果をただちに人体に実験するのは危険である」，「純系のマウスを使用した動物実験の結果を，元来雑系である人間に適用する場合にはきわめて慎重でなければならない」，「基本的にいって免疫反応は一方で生体に有利に働くが，他方ではアレルギーやアナフラキシーのような危険反応を惹起するので，免疫的知見の人体応用には特に慎重を要する」などきわめて否定的批判がなされたというのであるから，本件実験は研究途上にある「研究本位的人体実験」にほかならず，しかも被験者に説明もなく同意も得ていないのであるから，違法な傷害行為といわざるをえない。日弁連も，関係者に対し，上記行為が「人体実験に関する世界医師会倫理規定（ヘルシンキ宣言）に反し，患者の人権を著しく侵害した行為であり，甚だ遺憾である」旨の厳重な警告を発している。しかし本件も，法廷で裁かれていない。

このように，「研究本位的人体実験」のケースは，被験者への人権配慮が著しく欠けるものが多い。ヘルシンキ宣言は，当時まで医学関係者に十分浸透していないことが明らかである。

[4]　さらに，被験者が同意能力ある成人でありながら，新薬開発等の試験に際して被験者に十分な説明をしなかった事例を取り上げてみよう。これも，違法な研究本位的人体実験となりうる。

典型例としては，キセナラミン事件[34]が挙げられる。多少長くなるが，東京法務局の調査によれば，大要次の事実が認められる。興和株式会社（以下「興和」という。）は，イタリアで開発された化合物キセナラミンに着目し，抗ウィルス剤への可能性を担ったものとしてその研究を進め，昭和37年2月，興和研究所において独自の方法で合成に成功し，同年3月以降大量生産を可能とするに至った。そして次の段階としてその臨床データの収集を東北大学のN教授に依頼し，これを契機に昭和38年3月，全国各大学等の研究者を班員とする「ウィルス病化学療法研究班」（以下「研究班」という。）が発足した（その構成員は協力者も含め20名に及ぶ。）。なお研究班発足に先立ち，N教授と興和との間に，「研究班はまずキセナラミンを取り上げ，興和より研究費の提供を受けて2年間の開発研究を行ない，キセナラミン臨床報告の義務を負う。しかし，班の運営，研究については一切干渉されない」との約束がかわされた。

当時製薬業界には，抗ウィルス剤を開発しようとする一般的な気運があり，研究班関係者の中には，班成立以前に，すでに他製薬会社からの依頼に基づきキセナラミンの基礎実験を手がけたものがあったが，その結果については，「おおむね効果なし」，もしくは「毒性が強い」（特に肝炎その他の副作用）との結論に達し，他社では開発を断念していた。N教授も研究班発足に際し，若干のデータ収集の必要性からN内科入院中の患者13名（のちに3名）を対象としてキセナラミンの臨床投与を行ったところ，動脈硬化症の患者1名に黄疸を伴う肝障害の発生をみるに至ったが，同教授はこれについて，「ハイパーセンシティビティ（過敏症）が原因であって，キセナラミンの毒性によるものではない」との論を下した。そして，班員による臨床実験が行われたが，2人を除く他の班員のキセナラミン実験に対する態度は，概して消極的であり，本件発生以前に秘書部へ報告された実験データは2例を出ていない（本件後にもう2例）。

さて，秘書部員3名は，同年8月22日，秘書部会を開催し，インフルエンザの予防ならびに治療薬としてのキセナラミンを開発するためにはさらに臨床を拡大する必要があり，その前提として100名程度の自覚症調査例が必要であるとの結論に達し，この自覚症調査（実験）に対する協力を興和に依頼すべくこれに関する秘書部案および実験要項を立案し，N教授の承認を受け，これを興和に送付して上記協力方の要請をなすとともに，各班員宛にも送付してその可否を問うたところ，班員7名から秘書部案に賛成する旨のハガキ回答が寄せられたが，反対もしくは異見をよせた班員はなく，また興和からも被験者を興和の社員から選ぶことについて諒承する旨の回答がなされた。次いでN教授より，班員Hに対し自覚症調査協力方の依頼がなされ，これに対し同人より上記調査をH内科医局員をして行う旨回答があり，ここにおいて，興和の社員を対象にしてキセナラミンを投与し実験を行うこととなった。

他方，興和では，医薬品の開発研究に関し，実質的に一切の権限を有していた薬品学芸部長Tの総括的な責任の下に，対象者の選定からその対象者への説明，服薬手続をも行うこととし，その実施面は同人の指揮を受けて学術部第2課長Sが担当することになった。実験開始に先立ち，S課長は各職場責任者に対し，口頭で実験の趣旨ならびに実験に至る経緯を説明してその諒解を得たが，事前にこのことを対象者（これも実験開始3日前に急遽予定変更）全員に諮り，その承諾をとるという方法はとらなかった。実験方法はダブル・ブラインド方式が採用され，被験者はキセナラミン投与群104名，プラセボ投与群103名，計207名，服用期間は2週間であったが，服用量は，研究班との連絡過程における齟齬のため，実験要項に定められた1日1グラム（4錠）に反して，1日2グラム（8錠）が各被験者に配布された（但し，医師の立会いなし）。被験者の臨床的観察に当たった名古屋大学H内科医局員医師は，服用期間中および終了後を通じて，名古屋工場において3回，東京地区において2回，それぞれ各職場に赴いて問診を行ったが，名古屋本社においては期間中一度もこれを行っておらず，事前の健康診断はいずれの職場でも行われていない。

被験者の中には，服用期間の前半から頭重感，頭痛，食欲不振，全身倦怠

感，肩こり，腹部膨満感等の症状を自覚する者が出現したが，上記医師は，問診の際，それらを訴えた者に対して，一部の者の服用中止の申出を認めたほかは服用の続行を指示し，また東京地区において，S課長は，胃痛を訴えてきた服用者に，「胃腸剤と併用して服用を続けるよう」等指示したのみで，服用者全員に対して服用中止を指示したりすることはなかった（副作用に対する認識の欠如）。さらに服用期間の後半に至り，東京地区においては3名が発熱のために欠勤し，2名が胃痛，発疹等の症状が出たため入院するに至ったが，S課長は何らの措置もとらなかった。

　服用期間終了後上京して，東京地区の被験者に対する第2回目の問診を行ったH内科医局員医師は，被験者のうち黄疸症状を呈する者を発見するとともに，すでに入院中の2名が病院医師により薬物による肝炎の疑いをもたれていたことを知り，はじめてキセナラミンの副作用と判断し，各被験者をして受検せしめた結果，東京地区において，1月13日までに13名，また名古屋においても，同月19日までに4名の各入院患者をみるに至った。これらの患者は死亡した1名（死因は癌の骨転移による骨硬化症と急性気管支肺炎）を除き，いずれも臨床医により肝臓障害と診断され，入院期間は，最短者で約1ヶ月，最長者は2度にわたり12ヶ月以上に及び，退院後も自宅静養するなど，東京地区も含めると，被験者の中で服用期間中もしくは終了直後までに，発熱，便秘，下痢，頭重感，頭痛，食欲不振，吐気，熱感，めまい，全身倦怠感，脱力感，発疹，黄疸，痒感，肩こり，腹部膨満感，咽頭痛，腹痛，心窩部痛，胃痛，生理異常その他何らかの症状を訴えた者が，キセナラミン服用者中76名に及んだ（因果関係あり）。

　以上の事実に対し，昭和40年3月24日にH・Nより申告がなされたのを受けて，東京法務局は調査を開始し，上記認定事実のもとに，局長名で，昭和42年4月18日，興和株式会社代表取締役とウィルス病化学療法研究班班長N教授に，「新薬開発のための人体実験について」と題する勧告を出したのである。その基本姿勢は，次の言葉に表れている。

　「およそ新薬開発にあたっては，いかに基礎実験，動物実験が入念に行なわ

れようとも，次の段階たる人体応用への進展なくしては新薬開発は不可能であり，その意味から，人体実験は医薬の進歩，ひいては人類の福祉のために不可避であるといわねばならない。〔改行〕しかしながら，人体実験の本質は，ひっきょう人体をかりて薬剤そのものの効果，副作用を調査することにあるから，その方法，手段によっては，人権上黙過し得ない問題が発生することは論をまたないところである」。

かくして，東京法務局は，興和株式会社代表取締役に対して，(1)「本件のように治療を目的としない人体実験を行なうにあたっては，被験者をして，全くその自由意思に基づき服薬させなければならないにもかかわらず，貴社は被験者の服薬意思に関する任意性の確保についての配慮を欠き，安易に実験を行なったきらいがある」。(2)「いまだ効果，副作用の明確でない新薬の人体実験は，専門的知識を有する医師の十分な管理のもとになされるべきことが原則であるのに，貴社のこの点に対する配慮は不十分であったと認められる」〔詳細略〕，と問題点を指摘し，次のように勧告した。

> 「なるほど，人体実験の性質上，慎重な手続を踏んでも，現在の医学をもってしては予測し得ないなんらかの障害の発生することを抑止するのは不可能であるかも知れない。しかし，それ故にこそ人権尊重の面において厳しい態度が要請されるものであって，それがなければ，人体は薬剤開発のためのモルモットと異ならないこととなろう。このことは，医薬品の製造販売を業務としている貴社において，とくに強く要請されるところである。〔原文改行〕よって，貴社におかれては，今後人権尊重の理念が貴社内部に浸透し，もってかかる不祥事の発生を再びみることのないよう十分な配慮をされたく勧告する」。

またN教授に対しては，(1)「本件人体実験のなされる前提としての毒性の検討が，十分に行なわれたということは困難である。」(2)「被験者の選定にあたった興和に対し，その選定方法についてなんらの指示も与えていない。」(3)〔興和株式会社代表取締役に対する問題点(2)と同様〕〔詳細略〕と問題点を指摘し，前述の人権尊重の要請をここでも繰り返し，次のように勧告している。すなわち，「薬による障害，服用者の身体状況については，誰にもまして医師が高い知識を有しているものであり，この面については，医師が人権上の配慮をしなけ

れば，何人もそれに代わる配慮をなし得ないところである。〔改行〕よって，貴班におかれては，今後あらゆる研究活動において，人権尊重に思いを致し，とくに本件のような治療を目的としない人体実験を行なうにあたっては，被験者の自発的志願を前提とし，動物実験等により安全性を確認したうえ，その薬品について専門的知識を有する医師によって被験者の健康管理に万全を期する等の措置をとり，もってかかる不祥事の発生をみることのないよう十分な配慮をされたく勧告する」，と。

さて，本件も刑事事件として（民事事件としても）処理されてはいない。しかし，本件は，新薬開発のための人体実験の許容範囲ないし実施手続に関して，医療倫理的観点[35]のみならず，刑法的観点からも興味深い論点を提供している。とりわけ，関係者に故意責任を問いうるのか，もしそれが不可能でも過失責任を問うことができるのではないか。そして，過失責任を問う場合でも，興和側では，代表取締役，同社薬品学芸部長，学術部第2課長，そして研究班側ではN教授，N教授の調査依頼を受けた班員H教授，そしてH内科医局員医師，いずれが一連の傷害結果に対して責任を負うべきか。

上記行為者らが副作用について認識が稀薄である以上，故意ないし未必の故意を肯定するのは困難であろう。しかし，過失責任は問いうるように思われる。特に，研究班の責任者N教授については，一連の研究の計画策定・実施を意思決定した作為，および途中（副作用が出はじめた時点）で試験を中止しなかった不作為が監督者の刑事過失として問われうる。具体的予見可能性を首肯する契機も存在する。

要するに，本件は，現象としてみた場合，構造的に行われた過失事犯のような性格を有するように思われる[36]。そして，薬品の開発の一定の段階では，このような人権侵害を伴う人体実験が行われうる可能性をはっきりと示した事例である。そして，この種の事例は他にも発生しているようである[37]。

以上，研究本位的人体実験にあたる事例をみてきたが，いずれも違法性が強く，しかも故意責任または過失責任を問いうるものと考えられる。

5　**(3) 治療的実験・臨床試験**　以上にみた「研究本位的人体実験」が法

廷で争われていないのに対して、治療的実験ないし臨床試験といわれるものの中には、民事事件として法廷で争われたケースがある。

戦前の事例としては、銀エレクロイド事件がある。淋毒性肛門周囲炎尿道炎を治療するため、患者の右腕静脈内に新薬である銀エレクロイドを注射したところ、注射後1時間足らずで患者が中毒により死亡した事件である。被告医師は患者の特異体質を主張したが、第1審（東京地判大正14年6月3日法律新聞2536号11頁）は、たとえ特異体質であっても、(1)上記新薬を使用しなければ本件死亡結果は生じなかったはずだ、(2)いきなり5グラムも注射しないで、1～2グラム程度の少量から試みれば、死亡を免れることができたはずだ、として因果関係を認め、控訴審（東京控判昭和4年10月28日司法18輯343頁）もこれを支持した[38]。

しかし、本件では、人体実験の違法性が正面から論じられていない。新薬の臨床応用ということからすれば、患者への説明および同意を欠く点が問題とされるべきであった。しかし、当時そのような問題意識は関係者になかったであろう。

戦後になって法廷で争われた民事事件としては、東北大学医学部のインシュリン・ブドウ糖負荷試験事件と札幌ロボトミー事件がある。それらをみてみよう。

⑥　治療的実験の法的意義を確認する意味では、東北大学医学部のインシュリン・ブドウ糖負荷試験事件（仙台地判昭和52年11月7日判例時報882号83頁）は看過しえない重要事件である。患者は、バイクで転倒した後、手足が麻痺したため、昭和45年3月23日、東北大病院に入院して、甲状腺機能亢進症ないし周期性四肢麻痺の有無の検査、治療を受けることになったが、入院後も総じて元気であった。ところが、主治医Sは、本件検査をしてもらおうとしていたところ、たまたま、当時周期性四肢麻痺において麻痺が起こったとき、電解質や細胞外の水分が細胞内にどのように移動するかということに興味を持っていたM医師から、本件検査をやってみたいとの申出を受けたので、これを了解し、M医師に本件検査をしてもらうことにした。M医師は、

第1回目の検査前日患者を訪ね，本件検査の必要性や副作用，検査当日の朝食は食べないこと等を説明したところ，患者から本件検査への承諾を得た。

　第1回目の検査は，4月8日午前9時30分頃から静脈内に点滴を開始し，同11時頃に終了した。血清カリウムが低下傾向を示したが，脱力はきわめて軽度で誘発は不成功に終わった。患者は検査後脈拍が上がったりしてめまいがするなど多少不調であったが，その後は元気であった。M医師は再度検査実施を申し出て，S医師の了解をとり，その旨を患者に説明して承諾を得た。そして同月13日午前9時30分頃から第2回目の検査が行われた。第1回目の検査と異なる点は，ブドウ糖が500ccとインシュリンが20単位と量が増えている点だけである。しかし，患者は，点滴終了後の同11時40分頃から顔面蒼白で，足の硬直があり，全身の脱力感を訴えていたほか，胸が苦しいとか，水が飲みたいとか，嘔気がすると訴え，脈拍数が上がったりした。一旦落ち着いたが，午後1時40分頃から再び同様の症状が強く出はじめ，M医師はK医師に心電図を見てもらったり，カリウムを静脈注射したり，心臓マッサージ等をしたが，効果なく，午後5時50分に急性心停止で死亡した。

　そこで，患者の妻らが原告となって，債務不履行責任，不法行為責任等を法廷で争った。その際，M医師の検査行為を研究上の人体実験だと主張している点がここでは重要である。仙台地裁は，「人の生命や健康の管理を業務とする医師には，その業務の性質に照らし，患者の危険防止のため実験上必要とされる最善の注意義務が要求され，特に，大学病院のように，日頃から専門医としての研究の機会に恵まれ，人的・物的な医療設備の充実した，また他の医師の協力が直ちに得られやすい環境のなかで診療に携わっている医師については，一般の開業医よりも高度な注意義務が課せられている」し，「医師の患者に対する具体的な処置の取り方については，医師の自由裁量に委ねられているが，その処置は，当時の医学の所産に従ったものでなければならないし，また，当時の医学によって認められた手段を尽くしたものでなければならない」との基本的立場から，M医師が患者に対して実施した本件検査は甲状腺機能亢進症に伴う周期性四肢麻痺の診断の確定やその診断方法を決

定するための検査方法として，当時一応是認されていたことを認め，「本件検査実施当時，M医師が麻痺誘発時の細胞外から細胞内への水分の移動ということに興味を持ち，これが実際に起こるか否かを本件検査によって確かめようとしていたことやマンニットールの使用を考えていたことは認められるものの，他に〔患者〕に対する本件検査が人体実験であったことを認めるべき証拠もなく，〔患者〕に対する本件検査が是認されるものであった……〔ので〕あるから，M医師に右の意図があったからといって，このことをもって〔患者〕に対する本件検査が人体実験であると非難するのは当たらない」，と判断した。もっとも，本件検査の危険性についてはM医師に対し予見可能性を肯定し，「M医師が，午前11時40分頃の段階で，〔患者〕に諸症状が表われているのに心電図による観察もせず，独自の判断で，〔患者〕の状態をいまだ回復措置をするほどに至っていないとして，回復措置を取らなかったことは，M医師に課せられた本件検査実施の際の注意義務に違反したものといわなければならないから，同医師には，〔患者〕に対し，心電図による観察並びにこれに基づく検査の中止および回復措置をなすべきであったのにこれをなさなかった注意義務違反がある」として，過失を肯定し，第2審（仙台高判昭和62年3月31日判例時報1234号82頁）も，これを支持している[39]。

　本件検査は，当時一応是認されたものと判断されたが，当該患者にとりその危険な検査をする必要があったかは疑問であり，もし必要性が否定されるのであれば，このような危険な結果を伴う検査自体，なお治療行為として熟していない部分もあり，治療的実験の域を出ていないとも考えられる。場合によっては「研究本位的人体実験」にも近づきうる。また，本件の場合，インフォームド・コンセントが十分充足されていたかも疑問である。本件は，単なる医療過誤事件以上の内容を有するものといえよう。

7　さて，これに対して，いわゆる札幌ロボトミー事件では，精神病質と診断された患者（意思決定無能力者とはいえない）に対してなされたロボトミー（前頭葉白質切截術）が一種の人体実験にあたるのではないかが争点のひとつとなった（札幌地判昭和53年9月29日判例時報914号85頁）。札幌地裁は，この点に

ついて次のように判断している。

　「ロボトミー(標準式)は，本件手術当時の医学水準によれば，大脳前頭葉――それは人間らしい精神活動の生理的基礎である――に対し，不可逆的侵襲を加えて破壊することを内容とし，それゆえに必然的に前頭葉脱落症状としての人格水準の低下を伴い，しかも大脳の複雑な構造・機能についての生理学的解明が為されていないまま前記モニス流の仮説の下に経験に頼って行われる手術であって，治療効果が得られる割合は症状の厳選をしなければ，概ね約3分の1の場合であるとされており，また，一方この手術は，てんかん・ある種の分裂病に対し，特に興奮・緊張・攻撃と呼ばれる症状の除去・軽減に効果があり，また，爆発型精神病質の突発的・常習的暴行を，ともかく除去・軽減するのに有効であり，しかもその効果は，向精神薬等他の療法が無効又は症状の一時的抑圧効果に過ぎない場合でも，ロボトミーでは，その症状を根本的に除去・軽減する効果があって，他の療法には替え難い効能のある手段として評価されており，また，退行期うつ病，分裂病のあるもの等適応症を厳選すればこれに対し，対症的効果ではない根治の効果をも得られるとされていたということができる。そして，これらの医学知識では，必ずしも理論的に裏付けされたものとは言えないが，経験の蓄積の中で本件手術当時，前記のように概ね批判的ながらも教科書的文献に記載されており，厚生省保険局長通知上もこれを認めたうえで治療方針の中に精神外科をとりあげており，学界の中にも積極論もいて，奏効例（もっともその評価に観測者の主観の入る余地があることは否定できないが）の報告もあり，これらの事情の下では問題はあるものの，将来はともかく，当時の医学水準においては，ロボトミーが精神医学上医療行為として後記のような制約の下に許容されていたというべきである」。

　かくして，札幌地裁は，「ロボトミーの医療技術としての問題性は，それが脳に対し外科的侵襲を与え，技術者の思想・行動・感情に決定的影響を及ぼすというロボトミーの特殊な性格と，それにより被術者が回復不能の脳の損傷を受けて，意欲・情動面を中心に精神的諸機能が著しく低下するという量的・質的に余りにも大きな被術者の蒙る犠牲とにある」としつつ，少なくとも当時の医学水準によれば，「それはロボトミーに適応性の選択に慎重を期し，かつ，他の療法を十分試みたうえで最後の手段として用いることという制約が存し，この制約の下ではロボトミーが許容されており，かつ，その適応症として爆発型精神病質中，特に反社会性の強いものが認められていたと考えられ，これを前提とする限りは，最後の手段という右制約下でロボトミー

の精神医学上の治療手段としての一般的許容性がなお認められていた」，と人体実験を否定する判断を下した。

　もっとも，それは，本件手術の外形的な治療行為性が認められるという判断であって，実質的には本件手術は，患者との対話もできないまま「最後の手段」であるロボトミー実施の判断を下した点で，「他の療法を十分試みるも所期の治療効果を得られない場合」という要件に反するものであり，あまりに軽率，性急であって，患者の同意も得ておらず，「医師の側の裁量の限界を超えたもので，違法な治療行為」と判断されており，したがって過失も肯定されている[40]。

　いずれにせよ，本件は，民事事件ながら，前述の東北大学医学部のインシュリン・ブドウ糖負荷試験事件と並んで，人体実験の要件ないし治療行為の限界が法廷で問われた点で，刑法上の観点からみても重要な問題提起を含むものといえよう[41]。特に治療的実験における医学水準の問題や被験者の同意能力の問題を考えるうえで示唆深い。

[8]　最後に，新規医療の典型例とされる札幌医大心臓移植事件[42]に若干言及しておこう。本件は，あまりに有名なので詳細は割愛する。要するに，1968年（昭和43年）8月8日，札幌医大でW教授らにより行われた日本最初（世界30番目）の心臓移植手術が，レシピエントの死後，違法な行為（未必の故意による殺人ないし業務上過失致死罪）ではないかとして札幌地検により捜査された事件である。主たる問題点は，治療としてまだ確立されていない心臓移植手術を行うのに，ドナー側の十分なインフォームド・コンセントを得ておらず，しかもW教授自身が移植医として適格性があったか疑わしいところにあった。証拠不十分で不起訴処分になったものの，本件は，生命に直接関係する新規の臓器移植が人体実験にあたるのか，あたるとすれば前述のどの範疇にあたるのかを考えるうえで重要な素材を提供している。この種の新規医療は時がたてば治療行為へと変遷する可能性もあり，当時と現在とでは心臓移植手術の安全性なり成功率に差異があるが，現在〔1991年段階〕でもなお治療行為とは言い難く，治療的実験の範疇に入ると思われる[43]。

4 人体実験をめぐる刑法上の問題点

[1]　以上のような人体実験の実態分析から，刑法上の問題点を整理して，検討してみよう。

　まず，人体実験に対する刑事司法の対応という観点からすると，表面的には，わが国の刑事司法は人体実験の問題に介入することに対してきわめて抑制的であるといえる。しかし，それが刑法の謙抑性からきているかといえば，必ずしもそうではないように思われる。少なくとも本章で取りあげたケースは，いずれも人権侵害ないし法益侵害程度の著しいものであり，刑法上も，殺人罪，傷害(致死)罪，業務上過失致死傷罪の構成要件に該当しうるものであるにもかかわらず，それを調査し，問題にしたのは，(心臓移植事件を除けば)捜査当局ではなく，弁護士会であったのは，特徴的なことであるといえる。もちろん，わが国の医療現場(とりわけ大学病院)の密室性からくる証拠収集の困難性という要因も考えられるところである。しかし，それが医療現場に対する「遠慮」というのであれば，患者ないし被害者の人権保護という観点からは，きわめて問題である。さらに，もしそれが，人体実験に対する刑法解釈論上の位置づけの曖昧さに起因するものであれば，その理論的検討はわれわれに負わされた課題といえよう。

　そこで，つぎに，刑法解釈論上の観点から問題点を煮詰めて検討する必要がある。とはいえ，前述のように，政策的人体実験は，安楽死問題における「生存の価値なき生命の毀滅」に相通じるものがあり，刑法上，その殺人ないし傷害について，正当化の余地はない。したがって，刑法解釈論上検討すべき問題は，研究本位的人体実験と治療的実験・臨床試験にあるといってよい。

[2]　研究本位的人体実験の主たる問題点は，医学的実験の場合であれ他の科学的実験の場合であれ，被験者の同意の有無にある。前述の諸ケースにみられるように，同意がなければ違法である。

　第1に，研究本位的人体実験は，被験者の疾病を治癒するという客観的利

益が存在しないので，被験者の同意は，いわゆる被害者の同意の法理によることになり，したがってそれは，事前の自発的かつ明示的同意でなければならない。これは，ニュルンベルク原則の第1原則やヘルシンキ＝東京宣言にも示されており[44]，今日ではほとんど承認されている[45]。しかもその際，被験者にもたらされる不利益ないし危険性を事前に被験者に説明しておかなければ，同意も無効である[46]。当然ながら，同意はいつでも被験者側で撤回可能である[47]。また，実験内容が被験者の生命を具体的な危険にさらすような場合や，人格を著しく変容せしめるおそれのある実験は，刑法202条（同意殺人）や憲法13条に抵触すると考えられ，被験者の法益処分権を超えるものとしてその同意は無効と解される[48]。

第2に，前述の名古屋市乳児院収容児人体実験や新潟大学医学部恙虫病人体実験にみられるように，同意能力のない患者なり被験者に対する実験は，同意を欠くものとし違法であり，原則として法定代理人であっても被験者にもっぱら不利益な実験への同意を与えることはできない[49]。なぜなら，この場合，事柄は代替不可能な一身専属的事項だからである。

いずれにせよ，研究本位的人体実験は，上述の同意がなければ，傷害（致死）罪，暴行罪，逮捕監禁罪，または強要罪等が成立しうる[50]。関与者は，これらの罪の共同正犯，従犯，場合によっては教唆犯となりうる。

3　さらに問題となるのは，キセナラミン事件のように，新薬開発に際して行われる実験に対する対応である。実際問題としては，これは，今日わが国で最も直面する可能性の高いものである。そして，医薬品の「臨床試験」といわれるものの中には，本書でいう研究本位的人体実験にあたるものがある。

片平洌彦氏によれば，動物での前臨床試験後，市販前の臨床試験は，3つの相（段階）に分かれる[51]。第一相は臨床薬理とも呼ばれ，一部（副作用の強い抗癌剤など）を除き「正常な自発的に志願した被験者」を対象に，新薬の安全性と薬理作用の確認を行う（20～80名程度）。第2相は限定された数の患者（200名以内）を対象に，有効性と相対的な安全性を証明する目的で実施する。ここまでで安全性と一応の有効性が確認されると，第3相において，通常は一定数

の患者群と対照群に対し，実験計画に基づく比較試験を実施し，市販前における有効性と安全性の最終確認を行う。なお，市販後の医薬品監視を第4相とも呼ぶ。

　上記の段階のうち第1相は，本書でいう研究本位的人体実験にあたりうる。なぜなら，被験者は健康な自発的志願者であり，そこに具体的な治癒利益は存在しないからである。したがって，第1相の適法性判断は，前述のように被害者の同意の法理に服することになる。キセナラミン事件は，まさに第1相といわれる段階で起きた違法な研究本位的人体実験と解される。なお第2相と第3相は，本書でいう治療的実験ないし厳密な意味での臨床試験と考えられる。

　従来，ヘルシンキ＝東京宣言があるにもかかわらず，このような医薬品の開発試験に法および法律家の目はあまり注がれていなかった[52]。キセナラミン事件後，ようやく1972年11月13日に日本学術会議が医薬研究連絡委員会の発議を受けて，内閣総理大臣宛てに，「医薬品の臨床試験評価に関する体制の確立について」と題する勧告をし[53]，被験者の人権保護を訴え，1979年に薬事法改正が行われたが，臨床試験の届出制だけでは被験者の保護が不十分であった。1982年に日本ケミファーによるデータ捏造事件[54]が起き，これを契機として，厚生省は「新薬の臨床試験の実施に関する専門家会議」を設置して検討し，1985年12月に「医薬品の臨床試験の実施に関する基準案」(いわゆるGCP案)がまとめられ[55]，1989年10月から正式に同基準が採り入れられた。ここでその詳細に言及する余裕はないが，第7節に「被験者の人権保護」項目が設けられ，一応インフォームド・コンセント(被験者の同意および被験者に対する説明事項)が17条および18条に盛り込まれていること(後述)は，遅ればせながら一応の成果であるといってよい。しかし，その実効性については疑問も提起されている[56]。

　刑法解釈論上の観点からみると，キセナラミン事件にみられたように大規模な組織的人権侵害も考えられるので，同基準は，前述のような形で業務上過失責任を問う際に，注意義務認定の(必ずしも決定的基準ではない)一応の目安

になりうるように思われる。そして今後，この種の事件についても，いわゆる管理・監督者の過失責任を問題にする余地が出てくるのではなかろうか。

4　つぎに，治療的実験・臨床試験の問題点について考察しよう。この場合には被験者が具体的疾病を有した患者であり，しかも場合によっては生命が危険にさらされているケースもあるので，より慎重な検討が必要である。金澤教授は，前述のように，これを治療行為の延長として理解されるが，いかに治療目的があったとしても，客観的条件(医学的適応性と医術的正当性)が具備されていなければ，同意があってもなお治療行為とはいえないであろう。それでは，治療的実験・臨床試験は独自の正当化事由ないし適法化要件を有するのであろうか。もしそうであるとすれば，それはいかなるものであろうか。

　この点で興味深い議論を展開しているのは，武田茂樹氏である。その基本的立場は，医学上の人体実験を医療行為の一種として，治療行為との密接な関連性のもとでその適法性を判断しようとするもので[57]，具体的にはその適法性の要件として，医療目的(治療と実験)を有していること，医学上の人体実験としての医術的正当性と医学的適応性を有していること，被験者の同意，を挙げておられる[58]。特に第2要件が特徴的である。すなわち，医療水準(治験的段階，学問的水準（医学的水準），(狭義の)医療水準）を考慮し，「治療行為の医術的正当性とは，その方法が狭義の医療水準を充たしていることであり，医学上の人体実験の医術的正当性とは，その方法が，治験的段階あるいは学問的水準を充たしていることである[59]」とし，医学上の人体実験の医学的適応性については，「第1に，学問的水準にある行為は，狭義の医療水準にある方法が確立していない場合，又は，その方法よりも優越性がある場合においてのみ，医学的適応性が認められる。第2に，治験的段階にある行為は，狭義の医療水準にある方法及び学問的水準にある方法の両者が存在しない場合，又は，狭義の医療水準にある方法は存在せず，学問的水準にある方法が存在する場合は，後者の方法よりも優越性がある場合においてのみ，医学的適応性が認められる[60]」，と。

これは，医師の裁量権を制限する意図で主張されるもので，傾聴に値する。しかし，医療水準が刻々と変化する中で，上述の区別を維持していくのは相当な困難を伴うであろうし，まさに医療専門家のための議論になりはしないだろうか。また緊急性との関連はどうなるのであろうか。示唆に富むが，なお検討を要するといえよう。

　これに対して，大谷教授は，次のように説かれる。すなわち，「新療法の実施が治療的実験といえるためには疾患に対応する医療行為でなければならない。そうでなければ，純粋の生体実験となる。したがって，新療法の選択は，疾病の重篤度，不治の程度を勘案して，他に治療手段がないという補充性が認められるときにかぎられる。また，新療法は医療技術の正当性の程度が低く，したがって，それを適用すべき医学上の根拠が明確でないのだから，それを実施する必要性すなわち医学的適応性も乏しい。そのため新療法を選択する義務は医師にはなく，他方これを実施する場合は，患者に対する説明・同意が強く要求されることになる。このようにして，実験的治療は医療行為として肯定されるが，これによって生じた悪結果については，この種の医療の性質上，法的責任を追求される場面が多くなるであろう[61]」，と。

　ここには，疾患に対応する医療行為性，補充性，インフォームド・コンセントの存在といった要件が示されている。そしてそれはいずれも承認可能なものである。治療的実験の適法性要件に関しては，グラールマンが言うように，累積的(kumulativ)なものにならざるをえない[62]。ちなみにグラールマン自身は，正当利益の承認(一般的に保護に値する利益＝医学の進歩，実施方法の一般的必要性，実施方法の具体的相当性，価値形成意思，比例性)，主観的徴表（治療意思），患者の同意を正当化事由として挙げており，また，エーザーは，同意の他に，利益・リスク衡量，許された危険，正当化的緊急避難を挙げているが，それらは「正当化事由の累積的競合」という形で超法規的違法性阻却事由として位置づけることができる[63]。

⑤　ここに挙げられたもののうち，インフォームド・コンセントを要件とすることに異論はないであろう。例えば，前述の「医薬品の臨床試験の実施

に関する基準」の第17条第1項は，「治験担当医師は，治験の実施に際し，治験の内容等を被験者に説明し，治験参加について文書又は口頭により，自由意志による同意を得るものとする。ただし口頭による同意を得た場合は，その同意に関する記録を残すものとする。」と規定し，第18条は，同意を得るに際しての被験者に対する説明事項として，(1)治験の目的及び方法，(2)予期される効果及び危険性，(3)患者を被験者とする場合には，当該疾患に対する他の治療方法の有無及びその内容，(4)被験者が治験に同意しない場合であっても不利益を受けないこと，(5)被験者が治験に同意した場合でも随時これを撤回できること，(6)その他被験者の人権の保護に関し必要な事項，を挙げている。これらは，医薬品の臨床試験のみならず，治療的実験一般にあてはまるものである[64]。

　しかし，治療的実験・臨床試験におけるこのインフォームド・コンセントに関しては，研究本位的人体実験の場合と異なるいくつかの問題がある。まず，治療行為の場合と異なり，推定的同意では不十分であるが，被験者が乳幼児（場合によっては胎児）であったり意識喪失患者である場合，法定代理人の同意で足りる場合があるのではないか[65]。なぜなら，研究本位的人体実験の場合と異なり，治療的実験の場合，被験者は患者であり，その具体的疾患を治癒するにはその方法しかなく，かつ緊急を要するという場合，法定代理人のインフォームド・コンセントで足りるものと解される。例えば，1989年11月に島根医科大で行われた部分生体肝移植などは，その1例であろう。もちろん，臓器移植にも様々なものがあり，心臓移植を現時点でこれと同レベルで論じることはできない。したがって，そこには一定の枠がある。その枠は，利益・リスク衡量によって制限づけられる。両者が拮抗する場合，同意だけでは正当化は困難であり，緊急性，補充性が必要となる。そして，リスクが利益を確実に上回る場合，その治療的実験を正当化することはできない。逆に，リスクが著しく小さい場合，インフォームド・コンセントだけで正当化が導かれる。

　かくして，インフォームド・コンセントを中心としつつ，これを補足する

ものとして，利益・リスク衡量，補充性，緊急性というものが，治療的実験・臨床試験の正当化要件として考えられる。それらは，超法規的違法性阻却事由としての「正当化事由の競合」という地位を与えられるべきものと思われる。そしてその際，治療的実験にも幅があるので，当該実験がどの医学水準にあるのかは，当然に考慮されねばならない（インシュリン・ブドウ糖負荷試験事件判決および札幌ロボトミー事件判決参照）。少なくとも医療水準以下の治療的実験は差し控えるべきである。しかし，「医学の進歩」という一般的利益や「許された危険」といった一般条項は，安易に考慮すべきではないように思われる。

6 インフォームド・コンセントに関するさらなる問題は，医薬品の臨床試験におけるプラセボ（偽薬——プラシーボともいわれる）投与ないし二重盲検法（双盲法）の問題である。臨床試験の第2相，第3相になると，様々な試験が試みられ，安全性確保に近づくわけであるが，その際，比較試験（新医薬品と対照医薬品の比較試験）が行われ，その際にプラセボが投与されることがある。しかもそれが，被験者は実験薬を与えられたのかプラセボを与えられたのか知らないという「盲検法（single blind trial——単盲法ともいう）」，あるいは被験者も調査した人も知らないという「二重盲検法（double blind trial——双盲法ともいう）」という形で行われる[66]。しかし，最近これについて，インフォームド・コンセントの法理に反するとして，批判的見解が出されている[67]。この問題は，まだ十分に議論されていないが，批判は正当と思われる。刑法上，何らかの罪を構成するかどうかはなお検討を要するが，まったくの説明がないままこのような試験を行うことは，違法と解さざるをえない。しかし，新薬開発のためにそれが不可欠というのであれば，患者の人権を侵害しない範囲でのその正当化根拠を呈示する必要があるであろう[68]。

5 結　語

1 以上，日本における事例や議論を素材として人体実験の問題を考察してきた。本章では，欧米の議論に触れる余裕がほとんどなかったので，理論

的な分析・検討は不十分であることを自覚せざるをえない。しかし，反面，わが国の実態，問題意識状況，議論状況については，ある程度把握されたように思われる。そして，わが国でも最近ようやく患者の権利意識が高揚しつつあるので，人体実験の問題性を自覚しつつ，被験者の保護を念頭においた議論がより幅広く行われることが期待できる[69]。

2 その中にあって，刑法も一定の役割を果たしうるものと思われるが，その性格上，謙抑性は維持されるべきであろう。しかし，そこで生じている人権侵害という現実を直視しながら，刑法上の議論は続けていく必要がある。それによって法曹界や各大学の医学部・倫理委員会その他の病院や製薬会社等の関係者の個人的もしくは組織的セルフコントロールにインパクトを与えることもできるし，それによって被験者の人権保護に寄与することもできるのではなかろうか。

本書が献呈される金澤教授が医事刑法に長年取り組んでこられたのも，このような問題意識が根底にあったからではなかろうか。はじめて御教示を得て以来14年間〔本書刊行時では29年間〕にわたる金澤教授の学恩に対し，ささやかながら本小稿を献呈申しあげる次第である。

1) 金澤文雄「人体実験の適法性の限界」植松博士還暦祝賀『刑法と科学（法律篇）』(1971・有斐閣) 117頁，同『刑法とモラル』(1984・一粒社) 175頁参照。
2) Vgl. *Albin Eser*, Das Humanexperiment. Zu seiner Komplexität und Legitimität, in Gedächtnisschrift für Horst Schröder, 1978, S. 197 f.〔邦訳として，甲斐克則・本書〈付録1〉165頁以下がある〕; *Peter Schimikowski*, Experiment am Menschen. Zur strafrechtlichen Problematik des Humanexperiments, 1980, S. 1 ff.
3) ナチスによる生体実験の実態については，ヴィクトール・E・フランクル（霜山徳爾訳）『夜と霧』(1961・みすず書房)〔池田香代子訳『新版』(2002)〕およびクリスチアン・プロスニゲッツ・アリ編（林功三訳）『人間の価値――1918年から1945年までのドイツの医学――』(1993・風行社)〕参照。また，英米軍もオーストラリアでオーストラリア兵士を使った毒ガス人体実験をしていたことが，最近発見されたフィルムにより明らかにされたという（朝日新聞1989年12月7日付朝刊参照)。なお，アメリカとドイツにおける戦後のケー

スについては，vgl. *Schimikowski*, a. a. O.(Anm.2), S. 1 ff. その他，T・デイヴィド・マーシャル・後出注(4)および中国新聞社編『ドキュメント　核と人間——実験台にされた"いのち"——』(1995・中国新聞社) 参照。また，アメリカのアラバマ州タスキギー（タスキーギとも発音する）で1932年から1972年にかけて，黒人労働者399人の梅毒患者に対して医療機関が積極的かつ計画的に治療を放棄して経過観察をした，いわゆる「タスキギー人体実験」の詳細について，金森修『負の生命論——認識という名の罪』(2003・勁草書房) 2頁以下参照。

4) 欧米の動向については，例えば，石原明「人体実験に対する西ドイツのコントロール体制」神戸学院法学13巻1号 (1982) 1頁以下，同［医学上の人体実験研究を規制する倫理委員会——スイスの現状と西ドイツの議論状況ならびに我国の倫理委員会——」同誌14巻1号 (1983) 129頁以下〔さらに同著『医療と法と生命倫理』(1997・日本評論社) 105頁以下〕，宮野晴雄「医と薬をめぐる米国の新立法——ヒト試験と被験者の保護——(上)(下)」ジュリスト579号 (1975) 93頁以下，580号100頁以下，同「被験者の保護——アメリカにおける新立法と規制の強化——」臨床評価2巻3号 (1974) 327頁以下，土肥修司＝内藤裕史「被験者保護システム・IRB」伊ır隆太ほか編『新医薬品開発要覧・臨床編』(1986・R ＆ Dプランニング) 13頁以下, *R. A. Greenwald* ほか『被験者保護ハンドブック——アメリカIRBの活動——』(阿部鉄三ほか訳・1987・地人書館)，米本昌平『先端医療革命』(1988・中公新書) 90頁以下，T・デイヴィド・マーシャル（加藤一郎訳）「人を対象とする実験の社会的規制」ジュリスト944号 (1989) 105頁以下，水野肇『インフォームド・コンセント』(1990・中公新書) 17頁以下等参照。また，刑法関係のドイツ語文献だけでも，前出注(2)に掲げた文献のほか, *Heinrich Gebauer*, Zur Frage der Zulässigkeit ärztlicher Experimente, 1949 ; *Ernst Heinitz,* Ärztliche Experimente am lebenden Menschen, JR 1951, S. 333 ff. ; *Hans-Günter Grahlmann*, Heilbehandlung und Heilversuch. Zur strafrechtlichen Problematik von Neulandoperationen und experimentellen Heilmethoden, 1977（本書の紹介として，真鍋毅・判例タイムズ373号 (1979) 31頁以下がある）; *Gerfried Fischer*, Medizinische Versuche am Menschen, 1979 ; *Paul Held*, Strafrechtliche Beurteilung von Humanexperimenten und Heilversuchen in der Medizinischen Diagnostik, 1990などの本格的研究書がある。

5) したがって，刑法学者の論文数も少なく，金澤・前出注(1)および石原・前出注(2)のほか，植松正「研究材料としての患者の身体」時の法令696号 (1969) 20頁以下，武田茂樹「医学上の人体実験の適法性」日大大学院法学研究年報11号 (1981) 63頁以下などがあるにとどまる。もっとも，治療行為との関係で触れられることはある。例えば，町野朔『患者の自己決定権と法』(1986・東京大学出版会)，同「生命医療技術と日本刑法」警察研究58巻8号 (1987)

14頁以下，大谷實『医療行為と法』(1980・弘文堂) 208頁以下，同『新版』(1990) 212頁以下〔同『新版補正版』(1995) 212頁以下〕，米田泰邦『医療行為と刑法』(1985・一粒社) 19頁以下参照〔その後のものとして加藤久雄『医事刑法入門〔初版〕』(1996・東京法令) 57頁以下，石原明『医療と法と生命倫理』(1997・日本評論社) 105頁以下〕。しかし，後述のように，わが国でも医薬品の臨床試験をめぐる議論の中で，この問題に対する関心が高まっていることに注目する必要がある。

6) この点について興味深いものとして，水野・前出注(4)参照。
7) 本章は，1990年8月19日から24日にかけてモントリオールで行われた第12回比較法国際アカデミーの刑事法部会のテーマのひとつ，「人体実験」の部に提出したナショナル・レポート「Humanexperimentation and Criminal Law in Japan」〔Japanese Reports for the XIIIth International Congress of Comparative Law（Montreal, August 19 th-24 th 1990), pp. 312-331, 東京大学法学部比較法政国際センター〕を邦訳し，これに加筆し，修正を加えたものである。なお，このナショナル・レポート作成にあたっては，北里大学医学部の唄孝一教授に数多くの助言をいただいた。この場を借りて謝意を表する次第である。
8) 金澤・前出注(1)参照。
9) 例えば，加藤一郎「臨床試験と人権」加藤一郎＝森島昭夫編『医療と人権』(1984・有斐閣) 309—310頁もこの点を指摘しており，「臨床試験」という語を用いている。また，同訳・前出注(4)マーシャル「人を対象とする実験の社会的規制」105頁でも，同論文の原題 "The Social Regulation of Human Experimentation" の訳につき，「これを直訳すれば『人体実験の社会的規制』となるが，人体実験というと，日本語では強く響きすぎるので，『人を対象とする実験』と訳することにした。」とある。しかし，医師の中には，「実験」という表現を用いる方が倫理的自覚を研究者に求める意味でも好ましいとする意見もある。砂原茂一「臨床試験の論理と倫理」伊藤ほか編・前出注(4) 8頁。
10) 例えば，金澤・前出注(1)『刑法とモラル』217頁以下，同「安楽死の許容性をめぐって」広大政経論叢17巻5＝6号 (1968) 108頁以下，甲斐克則「安楽死問題における病者の意思――嘱託・同意殺の可罰根拠に関連して――」九大法学41号 (1981) 69頁以下〔同著『安楽死と刑法』(2003・成文堂) 1頁以下所収〕，同「末期医療における患者の自己決定権と医師の刑事責任――西ドイツにおける新たな議論の展開を素材として――」刑法雑誌29巻1号 (1988) 131頁以下〔同著・前出『安楽死と刑法』65頁以下所収〕，特に162頁以下等参照。
11) *Grahlmann*, a. a. O.(Anm.4), S. 22 ff.
12) Vgl. z. B. *Eser*, a. a. O.(Anm.2), S. 199；*Schimikowski*, a. a. O.(Anm. 2), S. 7 ff.；*Fischer*, a. a. O.(Anm.4), S. 42 ff.
13) 金澤・前出注(1)植松還暦118頁。

14) 金澤・前出注(1)植松還暦 119 頁。
15) 武田・前出注(5) 92 頁。
16) 石原・前出注(4)神戸学院法学 13 巻 1 号 3 頁。
17) この点の詳細については，町野・前出注(5)『患者の自己決定権と法』参照。
18) 金澤・前出注(1)『刑法とモラル』177 頁。
19) 金澤・前出注(1)『刑法とモラル』177 頁。
20) 大谷・前出注(5)『新版』212―213 頁。
21) 石原・前出注(4)神戸学院法学 13 巻 1 号 3 頁。
22) 加藤・前出注(7) 314 頁の訳による。
23) 武田・前出注(5) 91 頁。武田氏は，「医学上の人体実験は，医療行為と考えるべきであるから，他の科学実験の目的を混在させることは，その実験の性格を不鮮明なものとし，患者の人権を侵害する虞があるので認めるべきではない」，と言われるが，医療行為とはいえない「医学上の」人体実験や科学実験も現実にあるので，あらゆる人体実験に対しても法的に対応できるようにしておく必要もある。国際人権規約 B 規約（市民的及び政治的権利に関する国際規約）7 条も，「何人も，拷問又は残虐な，非人道的な若しくは品位を傷つける取扱い若しくは刑罰を受けない。特に，何人も，その自由な同意なしに医学的又は科学的実験を受けない」（圏点筆者），と規定する。
24) 前出注(3)を見よ。
25) 九大生体解剖事件の詳細については，上坂冬子『生体解剖・九州大学医学部事件』（1979・毎日新聞社），東野利夫『汚名「九大生体解剖事件」の真相』（1979・文芸春秋社），文庫本ながら遠藤周作『海と毒薬』（新潮文庫）等参照。
26) 本件について，西山明『ドキュメント生体実験』（1984・批評社），特に 255 頁以下，および小林司「『人体実験の原則』が決まるまで」臨床薬理 3 巻 4 号（1972）353 頁参照。また，関係者の証言として，朝日新聞 1989 年 8 月 24 日付朝刊参照。
27) 日比逸郎「臨床研究と生体実験」ジュリスト 548 号『特集・医療と人権』（1973）19 頁。なお，西山・前出注(26)241 頁以下をも参照。
28) 日比・前出注(27)19 頁。
29) 日比・前出注(27)20―21 頁参照。なお，松田道雄『人間の威厳について』（1975・筑摩書房）参照。
30) 本件についての以下の叙述は，日弁連『人権白書』（昭和 43 年版・日本評論社）134 頁以下による。詳細については，同書参照。
31) 例えば，現場からの告発書として，清水昭美『増補・生体実験』（1979・三一書房）参照。同書 65 頁以下には，新聞報道によりつつ，東北大学医学部小児科でのクル病実験，神戸医大の乳児臨床実験（本件は日比・前出注(27)19―20 頁でも詳論されている）などが例示されている。
32) 本件についての以下の叙述は，日弁連・前出注(30)『人権白書』126 頁以下による。詳細については，同書参照。なお，西山・前出注(26)275 頁以下参照。

33) 本件についての以下の叙述は，日弁連『人権白書』（昭和 47 年版・日本評論社）200 頁以下による。なお，植松・前出注(5) 20 頁以下および川上義隆「癌の人体実験による人権問題」自由と正義 22 巻 9 号（1971）82 頁以下参照。
34) 本件の以下の叙述については，日弁連・第 23 回人権擁護大会シンポジウム第 1 分科会「『医療と人権』資料集」(1980) 51 頁以下による。詳細については，それを参照。なお，この資料をはじめとして，日弁連人権課には貴重な資料提供をしていただいた。この場を借りて謝意を表する次第である。その他，本件については，光石忠敬「被験者の法的保護——キセナラミン事件を手がかりに」伊藤ほか編・前出注(4)『新医薬品開発要覧・臨床編』26 頁以下，特に 27 頁以下，片平洌彦「新薬の研究開発と人権」ジュリスト総合特集『日本の医療——これから』(1986) 181 頁以下参照。
35) 片平・前出注(34) 182 頁は，被験者の人権を尊重しつつ新薬の研究開発をするにあたって本件が提起した教訓を，次の 10 項目に要約している。「①その新薬開発の医学的必要性・有用性の存在②先行研究・データの十分な検討③可能な限りの動物実験データの積み重ね，それを踏まえての臨床試験への移行④研究班の独立性・自主性・主体性の確保⑤被験者の自発的志願があること，上下関係を利用した利益誘導や不利益の示唆をしないこと⑥服用により予想されることを全て知らせた上で被験者が自由意思の下に同意すること⑦試験前・中・後における十分な医学的管理と事故への対処⑧どの時点においても被験者は自分の試験中止を求め，実行する権利をもつこと⑨万一害作用が生じた時，その状態・程度に応じての適切な補償⑩試験結果を科学的に評価し，プライバシーに配慮しつつ，公表する。マイナス（ネガティブ）データも，将来の教訓となるので公表する」。
36) この点と関連して，甲斐克則「事故型過失と構造型過失」刑法雑誌 31 巻 2 号（1990）59 頁以下〔同著『責任原理と過失犯論』(2005・成文堂) 155 頁以下所収〕参照。なお，薬害との関連で過失の問題を論じるものとして，板倉宏「薬害と刑事責任」ジュリスト 547 号（1973）69 頁以下〔同著『企業犯罪の理論と現実』(1975・有斐閣) 126 頁以下所収〕がある。
37) 例えば，1965 年末から 66 年はじめにかけて岩手県立南光病院で行われた新薬エピアジン事件について，小林・前出注(26) 354 頁参照。また，事案は異なるが，昭和 35 年，国立公衆衛生員が栄養に関する人体実験のため都立 S 小学校の学童 5 人を入院させていた事件につき，清水・前出注(31) 72—73 頁（新聞報道），最近では東京の N 高校が生徒たちに大塚製薬の市販健康飲料を飲ませ，その効果を測る「製品試験」を実施していた事件につき，朝日新聞 1989 年 9 月 19 日付朝刊参照。
38) 野村好弘『医療事故の民事判例』(1971・有斐閣) 11—12 頁参照。
39) 本件の問題性を追求したものとして，西山・前出注(26)参照。また，第 1 審判決の評釈として，清水兼男・判例評論 237 号 37 頁以下（判例時報 900 号 159 頁以下），第 2 審判決の評釈として，田上富信・(唄孝一＝宇都木伸＝平林勝

政編）別冊ジュリスト『医療過誤判例百選』(1989) 52 頁以下〔『第二版』(1996) 180 頁以下〕および金川琢雄・年報医事法学 3 (1988) 133 頁以下がある。

40) 本判決の評釈として，前田達明・前出注(39)『医療過誤判例百選』86 頁以下〔『第二版』178 頁以下〕がある。なお，ロボトミーに関しては，名古屋ロボトミー判決（名古屋地判昭和 56 年 3 月 6 日判例時報 1013 号 81 頁）をも参照。本件では，父親が手術に同意したが，「患者本人の同意が必要であって，近親者の同意では足りない」，と判示されている。

41) もともとロボトミーは，当初から人体実験をめぐる議論の重要素材であった。この点について，小林・前出注(26)74—75 頁，西山・前出注(26)279 頁以下参照。

42) 本件に関する文献は多いが，さしあたり，日弁連・前出注(33)213 頁以下，武田煕「和田心臓移植の実体と責任」自由と正義 22 巻 9 号 (1971) 77 頁以下，および米本・前出注(4) 41 頁以下参照。

43) Vgl. *Grahlmann*, a. a. O. (Anm.4), S. 59 ff.

44) これらにつき，金澤・前出注(1)植松還暦 115 頁以下，加藤・前出注(9) 314 頁以下，水野・前出注(4) 19 頁以下参照。

45) 金澤・前出注(1)植松還暦 129 頁以下，大谷・前出注(5)『新版』214—215 頁以下参照。したがって，受刑者に対する人体実験の場合，同意は原則として無効と解される（金澤・同上 132 頁）。

46) 金澤・前出注(1)) 植松還暦 130 頁，同・前出注(1)『刑法とモラル』171 頁，大谷・前出注(5)『新版』215 頁，加藤・前出注(9) 326 頁参照。

47) 金澤・前出注(1)植松還暦 133 頁参照。

48) この点については論者により微妙に異なる。金澤教授は，次のように説かれる。「科学研究はもちろん有用ではあるが，通常は，法の目的とする社会生活の維持発展にとって緊急かつ不可欠な重要性を示すものではないから，研究の目的に対して社会的に相当とされる身体的侵害の程度はおのずから比較的低いものにならざるを得ない。したがって，重要な肢体の切断などは実験としてはとうてい許されない。優生保護法が定める断種に対応する程度の比較的重い身体傷害についても実験は原則として許されず，ただ，実験目的が人類社会にとって特に重要であり，他の方法では得られない貴重な成果が約束されるような場合に限って適法と解すべきであろう。これに対して，注射・採血・皮膚の剝離・発熱・下痢・一時的失神などの軽微な傷害は科学的に価値ある実験であれば許される」（金澤・前出注(1)植松還暦 125 頁）。違法観の相違が反映する問題であり，別途考察を要する。ただ，「公序良俗」という曖昧な一般条項を基準としてもってくるべきではないと思われる。

49) 金澤・前出注(1)植松還暦 131 頁，大谷・前出注(5)『新版』〔および『新版補正版』〕215 頁参照。

50) 金澤・前出注(1)植松還暦 117 頁，同・前出注(1)『刑法とモラル』175—176 頁参照。

51) 片平・前出注(34)180頁以下参照。なお，医薬品の臨床試験の詳細については，伊藤ほか編・前出注(4)127頁以下参照。また，問題を考えるうえで示唆深いものとして，砂原茂一「新薬開発と人権」ジュリスト547号（1973）38頁以下，鈴木哲哉「薬の検定制度の再検討」同誌43頁以下，高橋晄正「薬害と医師の責任」同誌57頁以下をも参照。
52) その中にあって，光石忠敬弁護士の一連の論稿は注目をひく。光石忠敬「臨床試験結果公表制限特約と試験者の法的責任」臨床評価1巻2号（1973）137頁以下，同「臨床試験における被験者の承諾とその書面化をめぐる基本的な問題点について」同誌2巻1号（1974）3頁以下，同「患者の承諾――『知らしむべからず』の論理を越えて――」同誌6巻3号（1978）367頁以下，同「新薬の臨床試験における人権擁護について――日弁連アンケート調査に基づいて――」同誌9巻1号（1981）3頁以下，同「共同作業への参加の証としてのインフォームド・コンセント――臨床試験と人権について考える――」同誌16巻4号（1988）569頁以下，同・前出注(34)「被験者の法的保護」。その他，この問題に言及するものとして，武田・前出注(5)特に118頁以下，金澤・前出注(1)『刑法とモラル』181頁以下（但し，プラセボ投与についてのみ），加藤・前出注(9)特に311頁以下参照。また，この問題に関連する最近の興味深い論稿として，伊藤利明「医薬品危害に対する刑事規制（一）(二)」法学52巻2号（1988）54頁以下，53巻1号（1989）94頁以下がある（但し，未完）。行政法的観点からの鋭い考察として，下山瑛二『健康権と国の法的責任――薬品・食品行政を中心とする考察――』（1979・岩波書店）21頁以下をも参照。
53) この勧告については，臨床評価2巻1号(1974)125頁以下，特に126頁以下参照。なお，日弁連も，1980年11月8日，第23回人権擁護大会第1決議で人体実験における被験者の保護を訴えている。臨床評価9巻1号（1981）11―12頁参照。
54) この事件については，水野・前出注(4)73頁以下参照。
55) GCP案については，法律時報59巻12号（1988）42頁以下参照。これを検討する論稿として，唄孝一「医薬品の臨床試験と倫理」法律時報59巻12号（1988）37頁以下，田引勢郎「医薬品の臨床試験の実施に関する基準（GCP）案について」月刊薬事28巻2号（1986）61頁以下がある。なお, *Koichi Bai, Proposed Japanese guidelines on clinical trials of new pharmaceutical products, International Digest of Health Legislation,* 1988, 39(4), p. 945 ff. 参照。また日弁連も，1987年5月に，GCP案に対して意見書を出している。
56) 唄・前出注(54)41頁，水野・前出注(4)85頁。〔その後，GCPは，1997年に改正された〕。
57) 武田・前出注(5) 95頁。
58) 武田・前出注(5) 107頁以下参照。
59) 武田・前出注(5) 111頁。

60) 武田・前出注(5) 112―113 頁。
61) 大谷・前出注(5)『新版』217 頁。
62) Vgl. *Grahlmann*, a. a. O. (Anm.4), S. 22 ff.
63) Vgl. *Eser*, a. a. O. (Anm.2), S. 205 ff. ちなみに日本ではじめて「正当化事由の競合」に着目した研究は，曽根威彦「正当化事由の競合」早稲田法学 54 巻 1＝2 号（1979）57 頁以下〔同著『刑法における正当化の理論』(1980・成文堂) 259 頁以下所収〕である。曽根教授自身は，この理論をこの種の問題に応用される趣旨か，必ずしも明らかでないが，(旧)優生保護法による人工妊娠中絶と刑法 35 条との関係にも言及しておられることから推測すると，同じ方向に向かうように思われる。私の考えは，これをさらに展開しようとするものである。
64) もちろん，この場合，患者にプレッシャーがかからないような配慮が必要であるし，書面の場合でも事務的処理にならないような配慮が必要である。この点について，光石・前出注(52)臨床評価 2 巻 1 号 5 頁以下参照。
65) 精神障害者については，可能なかぎり現実の本人の同意を得なければならない（前述の札幌および名古屋のロボトミー事件判決参照）。「医薬品の臨床試験の実施に関する基準」第 17 条第 2 項は，「同意の能力を欠く等により被験者本人の同意を得ることは困難であるが，当該治験の目的上それらの被験者を対象とした治験を実施することがやむを得ない場合にあっては，その法定代理人，配偶者等被験者に代わって同意を成し得る者の同意を得るものとする。この場合にあっては，同意に関する記録とともに同意者と被験者本人の関係を示す記録を残すものとする。」，と規定する。
66) 詳細については，砂原・前出注(9) 9 頁以下，水野・前出注(4) 86 頁以下等参照。
67) 金澤・前出注(1)『刑法とモラル』181―182 頁，武田・前出注(5) 120―121 頁，光石・前出注(52)臨床評価 16 巻 4 号 577―578 頁参照。
68) 加藤・前出注(9) 327 頁は，次のように述べる。すなわち，「治験薬の臨床試験について同意を得る場合には，『新しい試験用の薬ができて効果があるといわれるので，使ってみます』というように，一般的な説明をするだけなのが，ふつうのようである。本来ならば，対照薬として標準薬または偽薬が渡る可能性がある旨の，二重盲検法のやり方まで説明すべきであろうが，臨床試験の必要性についての理解が乏しい今日では，同意についての抵抗を少なくするために，その程度の説明でもやむを得ないかと思われる」，と。
69) 本章の初出論文公表後，中村哲判事がいち早く私の論文に着目して検討を加えつつ一定のガイドラインを提言されたのが注目される。中村哲「試行的な医療行為が法的に許容されるためのガイドライン――主として試行的な医療行為について――」判例タイムズ 825 号（1993）6 頁以下参照。本書の終章においてその提言を検討することとする。また，加藤・前出注(5)『医事刑法入門』は，『初版』から，『改訂版』(1999) および『新版』(2004) に至るま

で，「第4章　治療的人体実験と刑事規制」という章を設けて，私の小論を引用しつつ，議論を展開されている。

第3章

医薬品の臨床試験とインフォームド・コンセント

1 序

[1] 　治療行為におけるインフォームド・コンセントの重要性は，法学界のみならず医学界においても認識されつつあるが，その実効性についてはなお十分とはいえない状況と思われる。特にそれは，日常の医薬品の服用についていえる。新薬は次々と開発されるが，それがどのような名称でどのような副作用を有するものかを患者が十分知らないまま服用している場合が多いのではなかろうか。もしそれが実験段階のものであれば，問題はきわめて重要と思われる。しかし，医薬品の臨床試験とインフォームド・コンセントをめぐる問題は，わが国ではそれほど十分に議論されてこなかったように思われる。

[2] 　わが国の議論状況を振り返ってみよう。1963年に起きたいわゆるキセナラミン事件[1]後，ようやく1972年に日本学術会議が医薬研究連絡委員会の発議を受けて，内閣総理大臣宛てに，「医薬品の臨床試験評価に関する体制の確立について」と題する勧告[2]をして被験者の人権保護を訴え，1979年に薬事法改正が行われたが，臨床試験の届出制だけでは被験者の保護は不十分であった。

　やがて，1982年に日本ケミファーによるデータ捏造事件[3]が起きるに及び，厚生省は新薬の「臨床試験の実施に関する専門家会議」を設置して検討し，1985年12月に「医薬品の臨床試験の実施に関する基準案」（いわゆるGCP案[4]）

がまとめられ，治験審査委員会の設置など注目すべき方式を提唱した。このGCP案は，1989年10月から正式に基準として採用されている（以下，この基準を「臨床試験実施基準」という〔その後，1997年に新しいGCPに改正された。〕）。

3 この間にあって，医学界の一部ではこの問題に強い関心が寄せられたが[5]，法学界，法曹界では，加藤一郎博士，唄孝一教授，光石忠敬弁護士らの論稿[6]，さらには日弁連の意見書[7]等があるにとどまり，議論の深化はそれ以上なかったように思われる。また，臨床試験実施基準自体どの程度実効性を有しているのか，その法的地位はどのレベルにあるのか，責任追及はどの程度可能か，必ずしも明らかではない。さらに，報道によれば，今日なお新薬をめぐる問題は起きているようである[8]。

そこで，本章では，医薬品の臨床試験とインフォームド・コンセントをめぐる問題について法的観点から若干の考察と問題提起を試みようと思う。

2　医薬品の臨床試験の法的位置づけ

1 まず，医薬品の臨床試験の法的位置づけをしておく必要がある。この臨床試験も，いわゆる人体実験の一種であると考えられる。人体実験とは，新たな科学的知識を獲得するために試みられる身体的干渉のことをいう[9]。

周知のように，ナチスによるユダヤ人等の大量虐殺の歴史的反省から，ニュルンベルク原則（1947年），ヘルシンキ宣言（1964年，但し1975年東京で，1983年ヴェネツィアで改定〔その後，2000年にエディンバラで改定〕），あるいは国際人権B規約7条などでは，被験者の自発的同意を実験に不可欠の正当化事由としている。しかし，現実にはわが国でもその理念とは程遠い人権侵害事件がいくつか発生した。その詳細については別途分析・考察を加えたので[10]，本章では割愛するが，その際，私は，人体実験を3つの範疇に分類した。第1は，政策的人体実験である。これは，一定の政治的・軍事的要請と結び付いた人体実験であり，いわば安楽死論議で登場する「生存の価値なき生命の毀滅」に匹敵するものである。第2は，研究本位的人体実験である。これは，治療行為

との接点がまったくない研究至上主義的人体実験と，将来の治療に役立てるために不可欠の人体実験とを含む。第3は，治療的実験ないし臨床試験である。これは，その治療方法がまだ実験段階にあって，正規の治療行為として定着していないものである。

　このような分類を試みたのは，治療行為との区別を明確にし，正当化の有無に関する理論的分析に有益と考えられたほかに，「人体実験」という言葉が持つ強い響きが議論自体を生理的に拒絶する方向に向かわせないように，むしろ建設的な議論を推進する方向に向かうよう配慮したからでもある。

[2]　ところで，動物での前臨床試験後，市販前の医薬品の臨床試験は，通常，3段階に分けられている[11]。第1相は，臨床薬理とも呼ばれ，副作用の強い抗癌剤などを除き「正常な自発的に志願した」少数の被験者を対象に新薬の安全性と薬理作用の確認を行う段階である。第2相は，200人以内の限定された数の患者を対象に，新薬の有効性と相対的安全性を証明する目的で実施される試験段階である。これが確認されると，第3相で，通常は一定数の患者群と対照群に対し実験計画に基づく比較試験を実施し，市販前における新薬の有効性と安全性が最終的に確認される。なお，市販後の医薬品監視は，第4相とも呼ばれている。

[3]　さて，このうち第1相は，被験者が健康な自発的志願者であり，そこに具体的治癒利益は存在しないので，前述の研究本位の人体実験の範疇にあたる。この段階ではリスクが最も高いだけに，副作用その他のリスク，治験薬投与停止後の影響等まで被験者に十分説明したうえで同意を得る必要がある。第2相と第3相は，被験者が患者であることから，治療的実験ないし厳密な意味での臨床試験と考えられる。もちろんこの場合も，本来の治療とかけ離れた部分がありうるので，利益とリスクを十分説明したうえで，同意を得る必要がある。しかし，実際上は後述のように，二重盲検法などが行われている点に注意しなければならない。

　なお，ここで注目すべきは，臨床試験実施基準17条1項が，「治験担当医師は，治験の実施に際し，治験の内容等を被験者に説明し，治験参加につい

て文書又は口頭により，自由意志による同意を得るものとする。ただし口頭による同意を得た場合は，その同意に関する記録を残すものとする。」と規定し，18条が，同意を得るに際しての被験者に対する説明事項として，(1)治験の目的及び方法，(2)予期される効果及び危険性，(3)患者を被験者とする場合には，当該疾患に対する他の治療方法の有無及びその内容，(4)被験者が治験に同意しない場合であっても不利益を受けないこと，(5)被験者が治験に同意した場合でも随時これを撤回できること，(6)その他被験者の人権の保護に関し必要な事項，を挙げている点である。これらはいずれも基本的に妥当な要因であり，今後の議論において十分考慮すべきものである。インフォームド・コンセントに関しては，光石弁護士も指摘されるように，「何が承諾書に書かれているかではなく，何が具体的に説明され，承諾されたかにあるのであり，承諾の文言は，この意味で二義的な意味を有するに過ぎない[12]」といえよう。要するに，「説明」と「同意」の中間に，「患者の十分な理解」というステップが必要であると考えられる。

　また，利益とリスクを比較衡量してリスクが圧倒的に高い場合には，いかなる段階であれ，同意があっても治験薬を用いるべきではない。それによって死傷結果が生じた場合，正当化はきわめて困難である。さらに，利益とリスクが拮抗している場合は，インフォームド・コンセントのほかに，補充性や緊急性などを条件に付加して例外的に治験薬投与が許容されるにすぎない。

　その他，同意能力のない者(重度の精神障害者や乳幼児等)については，同列に論じるのは妥当でなく，特別の配慮をして，人権侵害が起きないようなシステムを確立すべきものと思われる[13]。特に，保護者の安易な代諾(代行同意)を認めることには疑問がある。

3 医薬品の臨床試験とインフォームド・コンセントをめぐる法的問題

[1] それでは，医薬品の臨床試験の際にインフォームド・コンセントがない場合，どのような法的責任が考えられるであろうか。

おそらく民法上は不法行為責任が発生するであろうし，行政法上は行政処分も考えられる。ここでは筆者の専門との関係で，刑事責任について考えてみたい。インフォームド・コンセントなしで臨床試験が実施され，それによって死傷結果が発生した場合，もしそれが故意で行われたのであれば傷害罪ないし傷害致死罪が成立しうる（もちろん殺人罪の可能性も考えておく必要がある。）。しかし，この種の臨床試験は，個人で実施するケースよりもむしろ組織的に行うケースの方が多く，しかも過失犯のケースが多いと思われる。そこで，この点について考えてみると，臨床試験実施基準11条以下では，責任主体がある程度明確化されたので，直近過失者である治験担当医師のみならず，監督者である治験担当医師，場合によっては治験実施について組織としての意思決定を下したメーカーの管理・監督者の作為もしくは不作為に関して，業務上過失致死責任の有無が問題となる。その際，注意義務認定の一応の目安として，前述の臨床試験実施基準18条等が考慮されうる。もちろん，最終的には当該事件における具体的事情や実質的信頼関係の有無を考慮して，注意義務や具体的予見可能性の有無を判断しなければならない。

なお，データ捏造に起因する事故も想定されるので，臨床試験実施基準23条をより強化して，データの適正保存義務についても今後考えておく必要があるといえよう。

[2] つぎに，プラセボ（偽薬）投与ないし二重盲検法をめぐる問題が考えられる。周知のように，盲検法には，被験者が実験薬を与えられたのかプラセボを与えられたのか知らない単盲法と，患者も担当医もそれを知らない双盲法，つまり二重盲検法がある。これについては，治療上必要であるとの医学

的見解も強いが，インフォームド・コンセント重視の立場からは，疑問も提起されている[14]。確かに，単に「必要性」という観点からのみ正当化することはできないであろう。この点について，加藤一郎博士は，「治験薬の臨床試験について同意を得る場合には，『新しい試験用の薬ができて効果があるといわれるので，使ってみます』というように，一般的な説明をするだけなのが，ふつうのようである。本来ならば，対照薬として標準薬または偽薬が渡る可能性がある旨の，二重盲検法のやり方まで説明すべきであろうが，臨床試験の必要性についての理解が乏しい今日では，同意についての抵抗を少なくするために，その程度の説明でもやむを得ないかと思われる[15]」，と言われる。傾聴に値するが，論理としては，「必要性」についての理解を広め，二重盲検法のやり方まで説明すべきであろう。もし，どうしても個々の患者に詳細に説明すると効果がないというのなら，最低限，このような方法の意義と安全性について，一定の審査を経るなり社会的合意を求めるべきものと思われる。既成事実の先行という現状には，なお問題があるといえよう。

4　結　語

　問題は，以上の点に尽きるものではない。例えば，臨床試験実施基準にいう治験審査委員会とアメリカの第三者審査機関であるIRB[16]との比較検討なども詰めておく必要がある。方向としては，将来，完全な第三者審査機関設置の方向をめざすべきであろう。それによって，安全性や，利益とリスクの比率なども客観的に判断しうるものと思われる。そしてそれは，国民および国際社会の信頼を獲得する途であるともいえよう。

　また，当面の具体的課題としては，臨床試験実施基準を法的拘束力あるものたらしめる努力が必要と思われる。

　いずれにせよ，医療問題がますます社会化していく中で，これを国民全体の問題として考えると，個々の医療行為における正当化の実体的要件であるインフォームド・コンセントの法理の理論的深化と同時に，例えば新規医療

等に関し大局的見地から，広く社会にもインフォームド・コンセントを求めるという，いわば「メディカル・デュープロセスの法理」[17]といったものも今後考えておく必要があるのではなかろうか。

1) 本件については，日弁連・第23回人権擁護大会シンポジウム第1分科会「『医療と人権』資料集」(1980) 51頁以下，光石忠敬「被験者の法的保護——キセナラミン事件を手がかりに」伊藤隆太ほか編『新医薬品開発要覧・臨床編』(1986・R＆Dプランニング) 26頁以下，片平洌彦「新薬の研究開発と人権」ジュリスト総合特集『日本の医療——これから』(1986) 181頁以下，甲斐克則「人体実験と日本刑法」広島法学14巻4号 (1991) 67頁以下〔本書第2章48頁以下〕参照。
2) この勧告については，臨床評価2巻1号 (1974) 125頁以下参照。
3) 本件については，水野肇『インフォームド・コンセント』(1990・中公新書) 73頁以下参照。
4) GCP案については，法律時報59巻12号 (1988) 42頁以下参照。これを紹介・検討する論稿として，唄孝一「医薬品の臨床試験と倫理」法律時報59巻12号37頁以下，田引勢郎「医薬品の臨床試験の実施に関する基準 (GCP) 案について」月刊薬事28巻2号 (1986) 61頁以下がある。
5) 例えば，砂原茂一「新薬開発と人権」ジュリスト547号 (1973) 3頁以下，片平・前出注(1) 178頁以下，伊藤ほか編・前出注(1)『新医薬品開発要覧・臨床編』所収の各論稿等参照。
6) 加藤一郎「臨床試験と人権」加藤一郎＝森島昭夫編『医療と人権』(1984・有斐閣) 309頁以下，唄・前出注(4)，光石・前出注(1)，同「臨床試験における被験者の承諾とその書面化をめぐる基本的な問題点について」臨床評価2巻1号 (1974) 3頁以下，同「患者の承諾——『知らしむべからず』の論理を超えて」同誌6巻3号 (1978) 367頁以下，同「新薬の臨床試験における人権擁護について——日弁連アンケート調査に基づいて」同誌9巻1号 (1981) 3頁以下，同「被験者の人権擁護，特に承諾をめぐって」今里嘉夫ほか『GCPに適合した臨床試験の考え方』(1984・清至書院) 73頁以下，同「共同作業への参加の証としてのインフォームド・コンセント——臨床試験と人権について考える」臨床評価16巻4号 (1988) 569頁以下，同「新薬等医療技術の開発と人権」法と民主主義236号 (1989) 16頁以下等。なお，薬事行政全般について鋭い分析を加えた貴重な研究として，下山瑛二『健康権と国の法的責任——薬品・食品行政を中心とする考察——』(1979・岩波書店) がある。〔また，本章の元となる論稿後，中村哲「試行的な医療行為が法的に許容されるためのガイドライン——主として試行的な治療行為について——」判例タイムズ825号 (1993) 6頁以下，特に11頁以下，金川琢雄「医薬品の臨床試験

とインフォームド・コンセント」金沢医科大学教養論文集第22巻（1994）11頁以下が出されたほか，宇都木伸「臨床研究」宇都木伸＝塚本泰司編『現代医療のスペクトル　フォーラム医事法学Ⅰ』（2001・尚学社）180頁以下，加藤久雄『ポストゲノム社会における医事刑法入門〔新訂版〕』（2004・東京法令）181頁以下が，医薬品の臨床試験の問題を扱っている〕。

7) 同意見書は，1987年5月に出されている。
8) 例えば，大塚製薬のアーキンＺ錠60について，朝日新聞1991年10月25日付朝刊等参照。
9) 金沢文雄「人体実験の適法性の限界」植松博士還暦祝賀『刑法と科学（法律篇）』（1971・有斐閣）117頁，同『刑法とモラル』（1984・一粒社）175頁参照。
10) 甲斐・前出注(1) 53頁以下参照。
11) 片平・前出注(1) 180頁以下参照。
12) 光石・前出注(6)臨床評価2巻1号5頁。
13) 臨床試験実施基準17条2項は，「同意の能力を欠く等により被験者本人の同意を得ることは困難であるが，当該治験の目的上それらの被験者を対象とした治験を実施することがやむを得ない場合にあっては，その法定代理人，配偶者等被験者に代わって同意を成し得る者の同意を得るものとする。この場合にあっては，同意に関する記録とともに同意者と被験者本人の関係を示す記録を残すものとする。」と規定するが，これで十分であるかは疑問である。なおこの問題については，光石忠敬「薬物の臨床試験と精神疾患患者の人権」精神神経学雑誌92巻9号（1990）575頁以下参照。
14) 金沢・前出注(9)『刑法とモラル』181-182頁，光石・前出注(6)臨床評価16巻4号577-578頁，武田茂樹「医学上の人体実験の適法性」日大大学院法学研究年報11号（1981）120-121頁参照。
15) 加藤・前出注(6) 327頁。
16) アメリカのIRBの詳細については，*R. A. Greenwald* ほか編（阿岸鉄三ほか訳）『被験者保護ハンドブック』1987，地人書館）および土肥修司＝内藤裕史「被験者保護システム・IRB」伊藤ほか・前出注(1) 13頁以下参照。
17) この法理については，本書序章および第1章参照。

第4章

院内製剤とインフォームド・コンセント

1 序

　薬剤には，(1)日本薬局方医薬品，(2)日本薬局方外医薬品，(3)医薬品添加物，(4)単純治験薬，(5)有償治験薬，(6)医師裁量導入薬がある。このうち(1)(2)(3)は医薬品として，また，(4)(5)は治験薬として薬事法に基づいた開発ないし使用が行われるが，(6)は治験薬でもないので，薬事法の外にある[1]。(6)以外については，とりわけ 1997 年に新しい GCP ができたこともあって，一定程度その開発から臨床応用に至る適正手続が保障されるシステムが確立したといってよい。しかしながら，(6)の医師裁量導入薬は，薬事法なり GCP なりのチェックを受けずに医師の裁量で薬物療法として使用されているので，いわば狭い意味で「法の空白地帯」にあるものといえる。病院内で独自に作られる院内製剤もそのひとつである。これを用いる場合，医療現場で患者に対してインフォームド・コンセントを確保することができるのか，また，どのようにすれば確保することができるのか，が大きな問題となる。しかし，たとえ薬事法の外にあっても，被害が発生した場合に民事法上または刑事法上の責任を伴いうるかぎり，広い意味では法的ルールに服さざるをえないのである。本章では，院内製剤の開発・使用とインフォームド・コンセントをめぐる問題に焦点を当てて，法的観点から若干の考察をすることとする。

2　院内製剤の実態分析

　前記の医師裁量導入薬には，5種類のものがある。(1)化学薬品，(2)漢方薬等を含む民間薬，(3)医薬品の規格を逸脱したもの（適応外使用を含む），(4)医薬品に規格外の薬剤を配合したもの，(5)その他の特殊事例，である[2]。院内製剤という場合，狭い意味では，薬事法に基づかずに病院内で独自に作る薬剤のことをいうが，広い意味では，これらを総称することもできる。

　薬剤師の梶原麻佐路氏の調査によれば，それぞれの具体例として次のようなものが挙げられている[3]。(1)化学薬品としては，農薬にも多用されたBHCが，シラミ，寄生性皮膚疾患，あるいは疥癬症に広く用いられているし，内服薬タウリンが急性肝炎等の肝機能障害のための注射薬として院内製造され，使用されている。(2)民間薬による薬物療法としては，柿のヘタ煎剤を横隔膜けいれんや術後のシャックリ用に使用されている。(3)医薬品の規格を逸脱したものを使用した例は多い。例えば，塩酸ブプレノルフィンは，本来，注射薬としての癌性痛み止めの薬剤であるが，その注射薬を原料にして「トローチ剤」形式の薬剤が製造され，同じ鎮痛剤として用いられている。また，カルバコール点眼薬が注射薬として脊髄損傷時の排尿障害の適応症に用いられている。さらに，痛風の内服薬アロプリノールは抗癌剤の服用時のうがい薬として使われている。その他，副作用の強い子宮内膜症治療薬ダナゾールが治療研究のために「適応外」の血液難病患者に投与され，多数の副作用が出ていたことが報道されたこともある[4]。また，ある大学病院では，リウマチ患者に対して抗癌剤メトトレキサートが投与されて患者が死亡し，遺族が国に損害賠償を求める事件が起きたことがある[5]。(4)医薬品に規格外の薬剤を配合した薬物療法としては，BHCオイラックス軟膏が疥癬症に使用される例が挙げられる。(5)その他の例として，国外の抗癌剤を「医薬品輸入報告書」で入手して薬物療法に供する例やかつて規格外薬剤であったものが現在では注射薬で医薬品として承認されている例もある。また，医療用の薬剤として

はかつて用いられたことのない一酸化窒素ガスが肺高血圧症等の患者に使用されているとの報告もなされている[6]。

いったいどうしてこのように規格外使用ないし適応外使用のために院内製剤が容易に製造・消費される事態が生じるのであろうか。それは，おそらく次の2点に集約されるであろう[7]。第1に，正当な医療に必須の薬剤でも，安価で簡単に作ることのできるもの，とりわけ使用頻度の低いものは医薬品として新たに発売されることはない，という要因が考えられる。皮肉なことに，何よりも薬事法自体が事実上商業ベースに乗りうる薬剤開発を前提にしているのである。商業ベースに乗らなければ医薬品としての開発が困難であり，一方でそれが医療上有効にして不可欠であるとすれば，そしてかなりの安全性をもって日常的に定着しているとすれば，このような薬剤の存在を法的に全面否定することはできないであろう。しかし，それに何らのチェックがかかっていないとすれば，事故が起きた場合，原料および薬剤の品質管理のうえで医師もしくは薬剤師に対して法的責任が発生する余地がある。第2に，市販の薬剤には限界があるため，新たな効能を見いだすべく，より安価なこのような薬剤を開発するという医学的欲求ないし研究開発心といった要因が考えられる。確かに，少数ながら存在する難病患者の治療に不可欠のものを求める方向を全面否定することはできないであろう。しかし，安価で効能があっても，もしそれがとりわけ副作用の強いものであれば，その存在自体を法的に無条件に放置することはできないであろう。この問題は，その薬剤が単にプラセボ（偽薬）であるかどうかという問題のレベルにとどまらない点に注意をする必要がある。

3 院内製剤とインフォームド・コンセントに関する法的諸問題

(1)院内製剤使用とインフォームド・コンセント

では，以上のような薬剤の使用に際して，インフォームド・コンセントに

関する法的諸問題はどのような形で現れ，またそれをどのように評価すべきであろうか。

通常法律家が薬害として考えているのは，一応薬事法に基づいて製造される医薬品に関する製造・販売・調剤・投薬等の事故もしくは治験をめぐる諸問題が中心であり，上述のような事例についてはほとんど法的考察がなされておらず，私がわずかに論及しているにとどまる[8]。裁判例の少なさからして，問題意識が十分にもたれにくい点もあり，それはやむをえないことではあった。しかし，もはやそれではすまされない。

院内製剤の開発・使用の問題を法的に考察すると，それは実質的には実験的色彩の強いものであり，いわば医薬品の臨床試験における第2相もしくは第3相に匹敵するものと考えられ，したがって患者に対してインフォームド・コンセントの確保を徹底する必要がある。ところが，何よりも安全確保のための事前のデータ収集が法制度上明確に義務づけられていないだけに，利益とリスクの衡量，副作用の内容および程度，代替手段等が患者に十分説明されているかどうか，疑問が残る。また，専門家同士の間でも，せいぜい学会報告で情報を得るか，個別的に情報提供をしてもらうか，あるいは内外の学会誌で情報を知り得る程度であり，治験の場合のように正式のプロトコールがあるわけではないし，倫理委員会の承認も受けていない場合が多いともいわれている。裁判例もあまりないので，被害の程度も現時点では不明確である。それは，およそevidence-based medicine（＝EBM）とはほど遠い。そのような不十分な情報を根拠に，いったいどのようなインフォームド・コンセントが可能というのだろうか。また，患者にしてみれば，市販薬も治験薬も院内製剤も厳密な区別がつかないであろう。したがって，患者に対して，その薬剤の内容とレベル・位置づけ，そして何よりも確認しうる最大限の情報を駆使して利益（効能）とリスク（副作用）を説明すべきである。

一般に，薬剤の目的外使用の場合，本来の目的内使用の場合の効能や安全性については，一応のチェックを受けているが，目的外使用に際しての効能や安全性については保障ないしチェックがないところに大きな問題があると

いえよう。おそらく,「有用性」とか「必要性」を根拠に実施されているのであろうが,法的には「有用性」だとか「必要性」だけで正当化を考えるのは困難であり,すがる思いの患者に対して有効なインフォームド・コンセントを確保しうるかも疑問がある。しかし結局,臨床試験の場合と同様,インフォームド・コンセント,利益とリスクの衡量,そして副作用等の危険性が高いときには緊急性および補充性（他に代替手段がないこと）をも総合的に考慮して正当化を考えるべきではなかろうか。もちろん,危険性が著しく高い場合は使用禁止ということになる。

(2) 院内製剤使用と法的責任

　では,仮に院内製剤ないし規格外の薬剤使用により被害が発生した場合,どのような法的責任が生じるであろうか。まず,前提問題として,薬事法との関係を考えておく必要がある。薬事法12条1項は,「医薬品,医薬部外品,化粧品又は医療用具の製造業の許可を受けた者でなければ,それぞれ,業として,医薬品,化粧品又は医療用具の製造（小分けを含む。以下同じ。）をしてはならない。」,と規定し,84条でその違反者に対して3年以下の懲役若しくは200万円以下の罰金（併科の場合を含む）を予定している。厚生省は院内製剤に関して,「病院の製剤室で医薬品を製造する行為は,それが当該病院の患者に使用するためのものである限りにおいては,業として医薬品を製造する行為に該当しない。」との判断を示している[9]（昭和35年5月17日,36衛610号）。上述のように,薬事法自体が市販薬（治験薬を含む）の製造を前提とした法律である以上,刑法の大原則である罪刑法定主義に照らしてみると,院内製剤の製造・使用を薬事法84条違反の罪とするのは困難であろう。

　つぎに,患者に被害が発生した場合,病院側（医師または薬剤師を含む）に損害賠償責任（民法415条,709条）が発生する余地がある。説明義務違反がその根拠とされることもありうる。患者側の理解が不十分であった場合も想定できるので,事後の説明責任（アカウンタビリテイ）を尽くしておくことも重要である。なお,製造物責任法との関係も多少議論されているが[10],院内製剤が恒常的に作られるのであれば,場合によっては製造物責任成立の余地を否定で

きないのではなかろうか。また，危険性があることを十分承知のうえで患者の承諾を得ずにこうした薬剤を使用して患者が死傷すれば，刑法上は，未必の故意がある場合，殺人罪（刑法199条），傷害罪（刑法204条）ないし傷害致死罪（刑法205条），過失の場合には業務上過失致死傷罪（刑法211条）が成立する余地がある。患者の承諾があった場合は「危険の引受け」と考えられるが，この場合でも無条件に免責されるわけではない。これに対して，行政責任については，この種の療法が薬事法の外にあるだけに不明確である。むしろ，このような状態を放置している点で，国家の行政責任が問われる余地も考えられる。

4　結　語——解決のための提言——

　最後に，問題解決のための若干の提言をしておきたい。規格外の薬剤ないし院内製剤であっても，すでに安全性について問題がないものは，法的にもその品質管理および使用目的明記を条件にして適正利用を保障し，例えば，JIS規格に匹敵するものを作る等の工夫をすべきであり，また，規格内の薬剤についても，特に副作用等の危険性の高いものについては，目的外使用禁止を絶対的条件とするなどして行政規制の新たな枠組を作るべきだと考える。そして，実験段階にあるものについては，臨床試験に準じた扱いをし，GCPと同程度の基準を設け，インフォームド・コンセントの確保を徹底し，データ公表を義務づけるなどして安全性を倫理委員会ないし審査委員会でチェックすべきである。さらに，著しい濫用に対しては，それに応じた民事制裁なり行政制裁なり刑事制裁なりを考えるべきであろう。このようにして適正手続を保障することは，医療サイドの裁量を不当に狭めるというものでは決してなく，むしろ国民の医療に対する信頼を取り戻すための不可欠の方法と考える。各方面から建設的な意見を出し合って，あらゆる薬剤の適正利用と安全確保のための適切な枠組ができることを期待したい[11]。

1) 甲斐克則＝梶原麻佐路「『医薬品』規格外の薬剤による薬物療法とその法的問題性」年報医事法学10（1995）38頁。
2) 甲斐＝梶原・前出注(1) 39頁。
3) 甲斐＝梶原・前出注(1) 39-43頁。なお，月刊薬事VoL.37，No.10（1995）は，「院内製剤の現況と今後のあり方」という特集であり，院内製剤の実態を知るうえで興味深い。
4) 毎日新聞1995年11月15日付夕刊参照。
5) 読売新聞1994年11月28日付朝刊参照。裁判の行方については確認することができなかった。
6) 第27回日本医事法学会のシンポジウム「臨床研究」の「総合討論」における後藤克幸氏（名古屋中部日本放送CBC記者）の発言（年報医事法学13（1998）107頁参照。
7) この点については，すでに指摘したことがある。甲斐＝梶原・前出注(1) 46頁および甲斐克則「薬剤の『適応外使用』にルール必要」毎日新聞1996年1月23日付朝刊参照。
8) 甲斐＝梶原・前出注(1) 45-48頁。
9) この点について，郡　修徳＝宮崎勝巳「院内製剤の必要性と現況」月刊薬事Vo1.37，No.10（1995）23頁参照。
10) この点については，土屋文人「院内製剤の法的位置づけとPL法」月刊薬事Vol.37，No.10（1995）61-66頁参照。
11) この点については，ドイツ薬事法が参考になる。甲斐克則「臨床研究・人体実験とドイツ法」年報医事法学13（1998）69-82頁〔本書第5章〕参照。なお，最近，日本臨床血液学会・医薬品等適正使用評価委員会が，「多発性骨髄腫に対するサリドマイドの適正使用ガイドライン」（平成16年12月10日付）を公表した。周知のように，サリドマイドは，1950年代後半に催眠鎮静薬としてドイツで開発された薬剤であり，日本でも不眠症や手術前の鎮静などに対して広く使用されたが，妊婦がこれを服用すると四肢奇形などの重度の先天異常や胎児の死亡を引き起こすことが明らかとなり，大規模な被害が発生した（いわゆるサリドマイド事件）。その後，販売停止や回収措置がとられたが，サリドマイドには別途，多発性骨髄腫の治療薬としての効能が知られるようになり，外国で臨床試験が行われ，日本ではすでに多くの施設において医師の個人責任の下で薬監証明によるサリドマイドの個人輸入が行われている（2002年の輸入量は44万錠，2003年は53万錠）。しかし，各医療機関におけるサリドマイドの使用と管理については必ずしも適正でないため，同学会が適正使用のために上記ガイドラインを策定した。貴重な試みと思われるが，それでもなお適正使用は現時点で2割程度と言われ（毎日新聞2005年4月15日付朝刊），国によるルール作りが望まれる。

第5章

臨床研究・人体実験とドイツ法

1 序

　ドイツでは，刑法学者ルートヴィヒ・フォン・バールの研究[1]を嚆矢として今世紀初頭から第2次世界大戦前までに臨床研究（試験）・人体実験に関して若干の議論があり，1913年には帝国保健評議会の発議に基づいて帝国内務大臣から各州政府に対して「人体に対する新規治療および科学的実験の実施のための指針（Richtlinien für neuartige Heilbehandlung und für die Vornahme wissenschaftlicher Versuche am Menschen)[2]」が出されたこともある。しかし，周知のようにナチスによるアウシュビッツ等での「政策的人体実験」や「安楽死」に名を借りた「生存の価値なき生命の毀滅」により，医の倫理は崩壊した。戦後，ニュルンベルク裁判（1947年）を通じてその「清算」がなされ[3]，いわゆるニュルンベルク原則を踏まえた法的論議が，例えば，ハインリッヒ・ゲバウアー，エルンスト・ハイニッツ，フリートヘルム・ベツらによって法学界でも少しずつ展開されるようになった[4]とはいえ，「安楽死」と同様，ある種のタブー的色彩がなお強く，しばらくは冷静な理論的分析は不十分であり，1970年代に入り，とりわけアメリカの議論やヘルシンキ＝東京宣言（1975年）を契機として，ようやくギュンター・グラールマン，エルヴィン・ドイチュ，アルビン・エーザー，マルチン・フィンケ，アドルフ・ラウフス，ゲルフリート・フィッシャー等による冷静な理論的分析[5]や被験者保護のための法整備が始まった。とりわけ刑法学においてはもともと治療行為の問題について議

論の集積があった[6]だけに，臨床研究（試験）・人体実験に関する法的論議においても刑法学者による研究が目につく。

本章では，主として1970年代以降のドイツにおける臨床研究（試験）・人体実験をめぐる法制度および議論について紹介・検討し，日本での今後の議論の素材を提供したい[7]。ニュルンベルク原則誕生から50年の節目にあたる本年（1997年），日本医事法学会で「臨床研究」と題するシンポジウムが行われることは，実に意義深い。なぜなら，この問題は，インフォームド・コンセントの問題を含め，医事法の原点だと思われるからである。以下，まず，ドイツにおける臨床研究(試験)の法的コントロール体制について述べ，つぎに，ドイツにおける臨床研究（試験）・人体実験をめぐる法的論議について紹介・検討を行うこととする。

2　ドイツにおける臨床研究（試験）の法的コントロール体制

[1]　まず，ドイツにおける臨床研究(試験)の法的コントロール体制[8]についてみておこう。前述のように，ドイツでは，1970年代に入りアメリカの議論やヘルシンキ＝東京宣言の影響もあり，被験者保護のための法整備がまず薬事法改正を中心に始まった。すなわち，もともと1971年6月11日以来被験者・患者の保護のために青少年・家族・保健省の指針が出されていたが，1976年8月24日成立（施行は1978年1月1日）の新薬事法（Arzneimittelgesetz＝AMG）は，第6章「臨床試験に際しての人の保護（Schutz des Menschen bei klinischen Prüfung）」において，第40条で一般的条件，第41条で特別条件を詳細に規定し，被験者の保護を図っている。具体的な法律の形をとった被験者保護規定はドイツでもあまりないだけに，その内容を分析しておく必要がある[9]。

第40条は4項から成る。第1項は，「医薬品の臨床試験は，人においては次の場合にのみ実施することが許される。」とし，8号にわたり条件を規定する。すなわち，「1．その臨床試験によってその者に生じる諸々の危険が医学にとっての医薬品の予測される重要性と比較して医学的に正当と認められる

こと」,「2．その臨床試験が実施されることになっている者が臨床試験の本質，意義および射程範囲について医師により説明を受けた後にこれに承諾を与えたこと」,「3．その臨床試験が実施されることになっている者が裁判所もしくは官庁の命令によりある施設内に保護されていないこと」,「4．臨床試験は，少なくとも2年間の医薬品臨床試験の経験があることを証明できる医師によって統括されること」,「5．その時々の科学的知見の水準に応じた薬理学上・毒物学上の試験が行われていること」,「6．薬理学上・毒物学上の試験に関する必要書類が所轄の連邦官庁に提出されていること」,「7．臨床試験の統括者は，薬理学上・毒物学上の試験について責任ある科学者によりその薬理学上・毒物学上の試験の結果およびその臨床試験に伴う危険を情報提供されていること」,「8．臨床試験の実施にあたり人が殺害されたり人の身体もしくは健康が侵害される場合のために，第3項の基準に従って，何人もその損害に対して責任を負わないときでも給付される保険がかけられていること」，である。

また，第2項は，上述の承諾（第2号）の有効要件として，被験者が「1．行為能力があり，かつその臨床試験の本質，意義および射程範囲を理解しそれによって自己の意思を決定することができること」,「2．自ら文書で承諾を与えたこと」（承諾はいつでも撤回することができる）を挙げている。そして第3項は，「第1項第8号による保険は，臨床試験を受ける者のために，この法律の適用範囲内で営業を許可されている保険業者のところで設定されなければならない。保険の範囲は，臨床試験に伴う危険に対する相応な比率でなければならず，死亡もしくは永続的な生活無能力となった場合には，少なくとも50万ドイツマルクの額でなければならない。保険から給付がなされたかぎりで，損害賠償請求権は消滅する。」と規定する。なお，これと関連して被験者の事後救済措置として，1978年1月25日に連邦監察局通知により承認された「医薬品の臨床試験に対する一般的保険規定（被験者保険）（Allgemeine Versicherungsbedingungen für klinische Prüfungen von Arzneimitteln (Probandenversicherungen))[10]」がある点にも注目する必要がある。

では，未成年者の場合はどうか。第4項は，「未成年者の場合の臨床試験については，第1項から第3項は，次の基準で適用される。」として，4号にわたり規定する。まず，第1号が「医薬品は未成年者の疾患の診断もしくは予防のために指示されなければならない。」と規定している点は，重要である。この前提がなければ，未成年者は安易な実験対象とされるであろう。第2号は，これを受けて，「医薬品の使用は，医学の知見に照らして，未成年者の疾患を診断し，あるいは疾患から未成年者を保護するのに適切でなければならない。」と規定し，第3号は，「医学の知見に照らすと，成人に対する臨床試験では，十分な臨床結果が期待されない。」と規定する。これによって未成年者の具体的保護が図られている。さらに第4号は，実施される場合の手続として，「承諾は，法定代理人または後見人によって行われるであろう。その承諾は，法定代理人または後見人が医師によって臨床試験の本質，意義および射程範囲について説明を受けた場合にのみ有効である。未成年者が臨床試験の本質，意義および射程範囲を理解し，それによって自己の意思を決定することができる場合は，未成年者の文書による承諾も必要である。」と規定する。

2 　以上の一般的条件のほかに，第41条は，特別条件を規定している。すなわち，「その除去のために試験すべき医薬品が使用される疾患に罹患している者における臨床試験については，第1項から第3項は次の基準で適用される。」として，7号にわたり規定する。第1号では，「臨床試験は，試験すべき医薬品が，医学の知見に照らすと，患者の生命を救助し，その健康を回復させ，あるいはその苦痛を緩和するのに適している場合にのみ実施することが許される。」と規定する。しかも第2号で「臨床試験は，生活能力がないか生活能力を制限されている人にも実施することが許される。」と規定し，さらに第3号で「生活能力がないか生活能力を制限されている人が，臨床試験の本質，意義および射程範囲を理解し，それによって自己の意思を決定することができる場合，臨床試験は，必要とされる本人の承諾のほかに法定代理人または後見人の承諾を必要とする。」と規定している点が注目される。ここで，「生活能力」とは何かという点は，やや曖昧なように思われるが，そのような

状態にある人が安易に被験者にされないよう保護する配慮がなされている点は，重要である。

　さらに，意思決定無能力者について，第4号では，「患者が，臨床試験の本質，意義および射程範囲を理解し，それによって自己の意思を決定することができなければ，法定代理人または後見人の承諾で足りる。」とし，第5号は，「法定代理人または後見人の承諾は，これらの者が医師により臨床試験の本質，意義および射程範囲について説明を受けた場合にのみ有効である。撤回については，第40条第2項第2文が適用される。法定代理人または後見人の承諾は，患者の生命を救助し，その健康を回復させ，もしくはその苦痛を緩和するのに速やかな治療が必要であり，かつ承諾に関する説明を行うことができない場合にかぎり，必要とされない。」と規定する。また，第6号では，承諾方式として書面に固執せず，「患者，法定代理人もしくは後見人の承諾は，証人の立会いのもとで主治医に対して口頭で行われる場合も有効である。」と規定し，さらに特則として第7号では，「説明および患者の承諾は，第1号による治療効果が説明により危険にさらされ，かつ患者の反対意思が認められないような特別に困難な場合には，必要とされない。」と明記している。そして，実効性確保のために，違反に対しては第96条第10号で，1年以下の自由刑または罰金が予定されている。

　なお，第42条は，例外規定を置き，「第40条および第41条は，医薬品について許可が与えられ，あるいは許可を免れるかぎりで，また第2条第2項第3号および第4号の意味での医薬品の場合，適用されない。」と規定する。

　上記の第40条と第41条との関係は，後述の概念区別を先取りすれば，前者が一般的な人体実験（臨床試験）の範疇であり，後者が治療的実験の範疇に入るものと解される。いずれにせよ，ここに挙がっている諸要件は，いずれも不可欠のものであり，基本的に妥当な内容と評価できる。日本でも，1997年に新しいGCPができたが[11]，日本の場合，もともと薬事法が市場に出回る医薬品を念頭に置いているので，規格外使用ないし適応外使用の薬剤のチェックに対応できていない。これに対して，ドイツ法では，これにも対応

可能である点で，大いに参考になる。しかし，ドイツ法においても，いわゆる単純盲検法や二重盲検法のようなものにどう対応すべきかについては，インフォームド・コンセントとの関係からしても不明確な部分を残している[12]。

[3]　つぎに，1976年成立(1989年改正)の放射線障害防止規定(Strahlenschutzverordnung)[13]では，とりわけ第41条(医学研究における人体に対する放射能物質または放射線の使用)と第42条(医学または歯科学における放射能物質または放射線の使用)において，詳細な被験者保護規定を置いている。ここでは，紙数の関係で割愛する。

さらに，倫理委員会の役割に比重が置かれている点も重要である。1976年にゲッチンゲン大学で倫理委員会が設置されて後，1979年にドイツ連邦共和国医師会が倫理委員会モデルを示した (ただし，非公開)。それを受けて，各大学や施設で臨床試験・人体実験に関する倫理的・法的諸問題を倫理委員会で討議する傾向が進んだ[14]。しかし，統一的な運営がなされているかどうかは，明らかでない。

3　ドイツにおける臨床研究（試験）・人体実験をめぐる法的論議

[1]　つぎに，ドイツにおける臨床研究(試験)・人体実験をめぐる法的論議をみてみよう。前述のように，ドイツでは1970年代以降，先にみた薬事法改正と前後して，医薬品の問題にとどまることなく，広く臨床研究(試験)・人体実験をめぐる法的論議が続いている。とりわけ検察官のグラールマンが1977年に治療行為 (Heilbehandlung) と人体実験 (Humanexperiment) との中間領域を「治療的実験 (Heilversuch)」という緩衝地帯 (Puffenzone) として設定して独自の正当化事由の議論を展開して[15]以来，「人体実験」という強い響きが緩和されたこともあってか，タブーの世界を脱却して法的論議も活発化した。この「治療的実験」という概念は，エーザー，ラウフス，フィッシャーらによってただちに支持された[16]。すなわち，ペーター・シミコウスキーが述べているよ

うに[17]，治療行為は臨床医が具体的な治療目的を設定して，医学的適応性を備えかつレーゲ・アルティスに則った行為であるが，治療的実験は必ずしもレーゲ・アルティスに則っているわけではなく，それを確立するための途上にあるものである。これに対して，人体実験は，当該具体的患者の治療目的を設定するものもあるが，場合によってはこれすらないものもある。

上記の区別は，冒頭で述べた1931年の帝国内務大臣による指針においても萌芽が見られるし，ラウフスが指摘するように[18]1956年の連邦通常裁判所民事判決（BGHZ 20, 61＝NJW 1956, 629）でも意識されている。

2 この問題に関する法解釈論の基本的視座を提供して議論に拍車をかけたのは，エーザーである。エーザーは，人体実験（臨床試験を含む）の内容が，第1に手術と投薬といった臨床実験（医薬品の臨床試験も含む），第2に心理学上のテスト，第3に社会科学的観察，さらには第4に遺伝子操作のような生物医学的実験という具合に，きわめて複雑であることを指摘したうえで，その内容を整理し，人体実験の適法性について考察する[19]。そして，立法的解決として，①人体実験に関係するすべての法律問題のための包括的な特別規定を設ける方法と②一定の部分規定の創設（一方で特別な保障を必要とする被験者群のための保護構成要件と特に危険な種類の研究に対する保護構成要件の創設，他方で許された研究のためのきわめて重要な正当化の諸原則の明確化）が考えられるが，いずれの方法を採るにせよ，前提として，「人体実験がそもそも正当なものと認められるかどうか，もしそうだとすればどの程度にそうなのか」を問うべきだとして，3つの基本的視座を提供する[20]。すなわち，研究者の研究の自由，被験者の自己処分権(承諾)，そして利益とリスクの衡量である。これは，日本においても重要な視点といえる。その内容をみておこう。

エーザーによれば，まず，学問・研究の自由は，ドイツでは基本法第5条第3項により保障されているが，無制限ではありえず，内在的制約，あるいはより高次の憲法上の価値に制限枠を見いだす。したがって，人体実験の適法性は，結局，特別の正当化事由の問題に帰着する[21]。そこで，つぎに，被験者の承諾・自己処分権が重要な意義を持ってくる。確かに，ニュルンベルク・

コード（第1原則）にせよ，世界人権規約B規約第7条にせよ，被験者の任意的同意を絶対視している点は誤りではないが，承諾無能力者の場合（子どもや意思決定能力ない者等）の法定代理人による承諾（いわば他者処分）を認めていることを考えると，承諾が唯一の適法化根拠だとするのは，不十分である，と説く[22]。クヌート・アメルンクも指摘するように[23]，そもそも承諾能力は一律に定めることは妥当でなく，治療内容や試験（実験）内容により個別的に理解すべきである。ましてや乳幼児の場合や意思決定能力がなかったり制限されたりしている成人については，より慎重な対応が必要である。

そこで，さらに，利益とリスクの衡量を考えなければならない。つまり，エーザーによれば，被験者は実験者の言いなりとなる客体にまで品位を貶められてはならないし，そのリスクの範囲と重さが期待可能な知見の獲得により埋め合わせされないようなリスクに晒されてはならない[24]。その他，エーザーは，「許された危険」や「正当化的緊急避難」も考慮するが，「正当な（研究）利益の承認（Wahrnehmung berechtigter（Forschungs-）Interessen）」というグラールマンが主張している正当化事由（もともとはエーザーが説いていたもの）についてはこの場合，適用困難だとする[25]。いずれにせよ，臨床試験・人体実験の正当化は，どれか単独の正当化事由で基礎づけるのは困難であり，グラールマンやエーザーが説くように，累積的なものとして考えなければならないであろう[26]。このような方向は，その後，シミコウスキーやヘルドによっても支持されている[27]。私自身も，「正当化事由の競合」という観点からこの問題を考えているところである[28]。

3　なお，最近，承諾無能力者および限定承諾能力者を用いた研究について，マールブルク大学がいわゆる「マールブルク指針（Marburger Richtlinien zur Forschung mit einwilligungsunfähigen und beschränkt einwiwilligungsfähigen Personen（vom 27.3.1996 in der Fassung vom 22.1.1997）[29]」を出している点が注目される。この指針は6箇条にわたるものであるが，侵襲行為を，①治療（Heilbehandlung），②治療的実験（Heilversuch——本人に対して治癒・改善・その他の利益の見込みを与える未だ確立していない処置），③臨床実験（klinischer Versuch

――新たな一般化可能な知見獲得のために付随的に行われる措置で，本人にとっての利益享受は後の時点になる（間接的利益）），④比較臨床実験（vergleichender klinischer Versuch――前記臨床実験が，とりわけ確立されていない処置またはプラセボ措置との比較で実施される場合で，間接的利益しかない），⑤狭義の学術実験（Wissensversuchen――研究に際して，本人にとり治癒・改善・その他の利益の見込みがない場合），⑥広義の学術実験（本人にとり治癒・改善・その他の利益の見込みが，危険その他の不利益を凌駕しない場合）に分類し（第3条），②から⑥についてそれぞれ許容要件を規定している。それによれば，承諾無能力者および限定承諾能力者の場合，②治療的実験と③臨床実験については①の通常の治療行為と同様に考え，せいぜい法定代理人の承諾を考慮すればよいが（第4条），④比較臨床実験においては，直接的または間接的利益が，すでに確立された処置の見込みに優越する場合にのみ試験群に組み入れられる（第5条）。これに対して，⑤狭義の知的実験と⑥広義の知的実験は原則として認められず（第5条第1項），とりわけ被験者に対して不利益が大きいときはつねに認められないが，事前に承諾能力ある状態のときに研究に参加することへの承諾をしていた場合は，被験者の自由な決定による正当化の余地を認めている（同第2項）。なお，本人にとって利益および不利益がない場合，もしくは不利益と直接・間接利益の均衡がとれている場合には，広義の知的実験は，その研究計画が承諾能力者に対してすら実施されえなかったとしても許容される（同第3項）。その際，保護権者または世話人，場合によっては後見裁判所の同意も必要とされる（同第2条，民法第1904条）。

　この指針は，承諾能力がないかそれが制限されている者に対する保護ないし臨床研究・実験の適正コントロールを考えるうえで，日本における議論においても有益である。

4　しかし，この問題は，単に実体法レベルの解釈論だけで解決が図れるものではない。エーザーは，比較的早くからこの点に着眼して，手続的保障の重要性を説き，①倫理委員会の設置，②研究プロトコールの作成，③潜在的な損害に対する被験者のための保険，そして両刃の刃であるが④倫理的・

法的に許容されない人体実験の公表禁止,以上の点に言及している[30]。①および②は,いまでこそ当たり前のこととなっているが,1970年代にしては画期的な提唱であった。倫理委員会については引き続きドイチュも被験者の保護のための実効性を持たせるため諸種の提案をしており[31],エーザーもやや後にこの考えを発展させている[32]。エーザーの主張の骨子は,倫理委員会の人的構成を幅広くすること,十分な事実の把握,決定の結果および理由の告知等の提唱にある。その後も,倫理委員会のあり方については法的責任論まで含め,ボルクやドイチュらによりさまざまな提唱がなされているが[33],紙数の関係で割愛する。

5　医薬品の臨床試験については,新薬事法成立後も,議論は続いている。とりわけプラセボの問題について,フィンケはいち早く,プラセボの使用ないし二重盲検法はインフォームド・コンセントに違反した犯罪であると説いた[34]。これに対して,エーザーは,不真正不作為犯的構成で可罰性を導くのは相応の保障義務が欠けていることを誤解している,と批判している。「なぜなら,治療義務は,原則として,検査済みの有効な薬剤の投与にのみ向けられうるからであり,そして事前に予測されたこの安全性は,まさに試験によってはじめてもたらされるべきだからである。[35]」,と。また,ラウフスも,フィンケと同じ疑問を抱きつつ,これを禁止すべきというよりも,試験群の構成員に研究についての情報および選択権を与えるよう説いている[36]。プラセボ投与の必要性を認めつつも,いかにして被験者を保護すべきか,一定の工夫をせざるをえないのは,ドイツでも日本でも同様といえよう。

6　その他,胎児実験,あるいはエアランゲン事件として有名になった脳死体の妊婦に対する実験[37],初期胚に対する遺伝子操作等の生物医学実験等への対応も議論されている。初期胚を用いた実験については,1990年成立の胚保護法で刑罰により禁止されているが,その他のものは,明文規定がない。

4 結　語

　以上，人体実験・臨床試験に関するドイツの法体制と法的論議をみてきたが，医薬品の臨床試験については被験者の保護がかなり厚くなされている。法体制としてはいまだ個別的対応の域を出ておらず，この点が不十分である〔本書第6章で論じるように，その後，かなり法的整備が行われている〕。個別的対応から被験者一般の保護のため，フランスの被験者保護法[38]のような基本法を制定すべく努力すべきであろう。

　また，何よりもその理論的基礎として，被験者保護のためのメディカル・デュープロセスの法理を確立する必要がある。すなわち，人体実験・臨床試験・治療的実験のようなものについては，社会的観点も加味して，医学的適正手続による保障がなければ当該実験ないし治療は違法である，とすることができるのではないか。その内容としては，実験段階から個々の被験者・患者に対するインフォームド・コンセントの確保はもとより，その前段階として彼らに熟考期間（カウンセリングを含む）があったか，安全性等について倫理委員会の適正な審査を受けているか，人類に多大の影響を与えうるものについては，プライバシーを侵害しない範囲で情報公開をし，場合によっては社会的合意ないし承認を得ているか等もチェックをし，そのいずれかの基本的手続が欠けていれば，当該行為は違法であり，そのようにして得られたデータに基づく学術論文の公表を禁止したりそれ以後の研究費を凍結したり等の行政処分，あるいは侵害の程度によっては民事・刑事の制裁に服せしめようとするものである。もちろん研究の自由を尊重しつつも，いままさにこのようなトータルな被験者保護システムが求められているのではなかろうか。ヨーロッパでも一部で動きがあるように[39]，将来的には場合により国際ルールを作ることも考えておかなければならないであろう。本章では，紙数の関係上，十分論じきれていない部分もあるが，それは別稿で補いたい〔本書第6章および終章参照〕。

1) *Ludwig von Bar*, Medizinische Forschung und Strafrecht, in : Festgabe für Regelsberger, 1901, S. 299 ff.
2) 原文については, *Paul Held*, Strafrechtliche Beurteilung von Humanexperimenten und Heilversuchen in der medizinischen Diagnostik, 1990, S. 129 ff. 参照。
3) この一連の経緯については, *George J. Annas/Michael A. Grodin*, The Nazi Doctors and the Nuremberg Code, 1992 参照。
4) Vgl. *Heinrich Gebauer*, Zur Frage der Zulässigkeit ärztlicher Experimente, unter besonderer Berücksichtigung der für die Heilbehandlung entwickelten Grundsätze, 1949 ; *Ernst Heinitz*, Ärztliche Experimente am lebenden Menschen, 1951, S. 333 ff. ; *Friedhelm Böth*, Das wissenschaftlich-medizinische Humanexperiment, NJW 1967, S. 1493 ff.
5) Vgl. *Hans-Günter Grahlmann*, Heilbehandlung und Heilversuch. Zur strafrechtlichen Problematik von Neulandoperationen und experimentellen Heilmethoden, 1977（本書の紹介として, 真鍋毅・判例タイムズ373号（1979）31頁以下がある）; *Erwin Deutsch*, Medizin und Forschung vor Gericht, 1978 ; *Albin Eser*, Das Humanexperiment. Zu seiner Komplexität und Legitimität, in Gedächtnisschrift für Horst Schröder, 1978（この論文の邦訳として, 甲斐克則・広島法学21巻2号（1997）239頁以下, 3号239頁以下〔本書〈付録1〉所収〕がある）; *Martin Fincke*, Arzneimittelprüfung. Strafbare Versuchsmethoden, 1977 ; *Adolf Laufs*, Arztrecht, 2. Aufl. 1978（本書の該当部分の紹介として, ドイツ医事法研究会（山川和雄）・民商法雑誌95巻6号（1987）153頁以下がある。なお, 同書第4版については, 植木哲＝山本隆司編『世界の医事法』（1992・信山社）198頁以下に紹介がある（岡林伸幸＝山川和雄担当））; *Gerfried Fischer*, Medizinische Versuche am Menschen, 1979.
6) この点については, 町野朔『患者の自己決定権と法』（1986・東京大学出版会）36頁以下参照。
7) この問題についての私のこれまでの研究として, 以下のものがある。甲斐克則「人体実験と日本刑法」広島法学14巻4号（1991）53頁以下〔本書第2章〕, 同「医薬品の臨床試験とインフォームド・コンセント」年報医事法学7号（1992）86頁以下〔本書第3章〕, 甲斐克則＝梶原麻佐路「『医薬品』規格外の薬剤による薬物療法とその法的問題性」年報医事法学10号（1995）37頁以下。
8) この点については, 石原明「人体実験に対する西ドイツのコントロール体制」神戸学院法学13巻1号（1982）1頁以下, 同『医療と法と生命倫理』（1997・日本評論社）145頁以下をも参照されたい。
9) ドイツ薬事法の理解については, *Albin Eser*, Kontrollierte Arzneimittelprüfung in rechtlicher Sicht. Zu den Zulässigkeitsvoraussetzungen des

Arzneimittelgesetzes, Der Internist, (1982) 23, S. 218 ff. が有益である。
10) この規定の原文は, *Fischer*, a. a. O. (Anm. 5), S. 126 ff. に掲載されている。なお, 石原・前出注(8)『医療と法と生命倫理』149 頁以下に, この内容の紹介がある。
11) 新しい GCP については, 臨床評価 25 巻別冊 (1997) 参照。
12) Vgl. *Eser*, a. a. O. (Anm. 9), S. 222 ff., bes. S. 224 f.
13) この規定の原文は, *Held*, a. a. O. (Anm. 2), S. 149 ff. に掲載されている。旧規定の内容については, 石原・前出注(8)神戸学院法学 13 巻 1 号 19 頁以下参照。
14) ドイツの倫理委員会については, *Erwin Deutsch*, Ethik-Kommisionen für medizinische Versuche am Menschen: Einrichtung, Funktion, Verfahren, NJW 1981, S. 614 ff.; *Albin Eser/Hans-Georg Koch*, Zum rechtlichen Wert von Ethik-Kommissionen, DMW 1982, S. 443 ff.; *Reihard Bork*, Das Verfahren vor den Ethik-Kommissionen der medizinischen Fachbereiche, 1984.〔および本書第 6 章〕等参照。
15) Vgl. *Grahlmann*, a. a. O. (Anm. 5), S. 22 ff.
16) Vgl. *Eser*, a. a. O. (Anm. 5), S. 199; *Laufs*, a. a. O. (Anm. 5), Rdnr. 231; *Fischer*, a. a. O. (Anm. 5), S. 42 ff. 最近では, *Dieter Hart*, Heilversuch, Entwicklung therapeutischer Strategien, klinische Prüfung und Humanexperiment, MedR 1994, S. 94 ff.
17) *Peter Schimikowski*, Experiment am Menschen. Zur strafrechtlichen Problematik des Humanexperiments, 1980, S. 8.
18) *Laufs*, a. a. O. (Anm. 5), Rdnr. 231.
19) *Eser*, a. a. O. (Anm. 5), S. 197 ff.
20) *Eser*, a. a. O. (Anm. 5), S. 205 f.
21) *Eser*, a. a. O. (Anm. 5), S. 206 f.
22) *Eser*, a. a. O. (Anm. 5), S. 207 ff.
23) クヌート・アメルンク (甲斐克則訳)「承諾能力について」広島法学 18 巻 4 号 (1996) 209 頁以下参照。Vgl. auch *Schimikowski*, a. a. O. (Anm. 17), S. 19 ff.
24) *Eser*, a. a. O. (Anm. 5), S. 210.
25) *Eser*, a. a. O. (Anm. 5), S. 211 ff.
26) Vgl. *Grahlmann*, a. a. O. (Anm. 5), S. 22 ff.; *Eser*, a. a. O. (Anm. 5), S. 210 ff.
27) Vgl. *Schimikowski*, a. a. O. (Anm.17), S. 18 ff.; *Held*, a. a. O. (Anm. 2), S. 48 ff. u. S. 80 ff.
28) 甲斐・前出注(7)広島法学 14 巻 4 号 85 頁〔本書第 2 章 61 頁〕参照。
29) *Georg Freund/Friedrich Heubel*, Forschung mit einwilligungsunfähigen und beschränkt einwilligungsfähigen Personen, MedR 1997, S. 347

ff.
30) *Eser*, a. a. O. (Anm. 5), S. 213 ff.; vgl. auch *ders.*, Heilversuch und Humanexperiment. Zur rechtlichen Problematik biomedizinischer Forschung, Der Chirurg 1979, S. 215 ff., bes. S. 221.
31) Vgl. *Deutsch*, a. a. O. (Anm. 14), S. 614 ff.
32) Vgl. *Eser/Koch*, a. a. O. (Anm. 14), S. 443 ff.
33) Vgl. *Borg*, a. a. O. (Anm. 14); *Erwin Deutsch*, Verkehrssicherungspflicht bei klinischer Forschung-Aufgabe der universitären Ethik-Kommissionen?, MedR 1995, S. 483 ff. Vgl. auch *Claus Dieter Classen*, Ethikkommissionen zur Beurteilung von Versuchen am Menschen: Neuer Rahmen, neue Rolle, MedR 1995, S. 148 ff.
34) *Fincke*, a. a. O. (Anm. 5), S. 29 ff.
35) *Eser*, a. a. O. (Anm. 5), S. 203, Anm. 40.
36) *Laufs*, a. a. O. (Anm. 5), Rdnr. 239.; vgl. auch *Gerfried Fischer*, Rechtsprobleme der Trendbeurteilung bei der klinischen Prüfung von Arzneimitteln, MedR 1987, S. 77 ff. なお，癌治療をめぐる薬事法関係で新たな問題を論じる文献として，*Dieter Hart*, Arzneimittel-und haftungsrechtliche Aspekte neuer Krebstherapien, MedR 1997, S. 51 ff. がある。
37) Vgl. *Eric Hilgendorf*, Forum: Zwischen Humanexperiment und Rettung ungeborenen Lebens―Der Erlanger Schwangerschaftsfall, JuS 1993, S. 97 ff.
38) 橳島次郎「人体実験と先端医療——フランス生命倫理政策の全貌」Studies No. 3 (1995) 3頁以下，同『先端医療のルール——人体利用はどこまで許されるのか』(2001・講談社現代新書) 37頁以下参照。
39) Vgl. *Richard Giesen*, Internationale Maßstäbe für die Zulässigkeit medizinischer Heil-und Forschungseingriffe. Das Vorhaben einer europäischen Bioethik-Konvention, MedR 1995, S. 353 ff.

第6章

ドイツとオランダにおける被験者保護法制の比較法的考察

1 序

[1] 医学およびその周辺の生命科学の進歩に伴い，新規医療技術の開発研究が盛んに行われるようになった。しかし，それらは，ヒト被験者の人権ないし「人間の尊厳」を侵す可能性を内包している。したがって，われわれは，ヒト被験者の人権ないし「人間の尊厳」を保護しつつ医科学技術の進歩するよう見守る必要がある。その重要な役割を担うのが，病院ないし研究施設，あるいはそれらから独立した機関における倫理委員会である。しかし，倫理委員会は，日本においてはともすれば形式審査に流れやすい。そこで，被験者保護を念頭に置いた，より実効性のある倫理委員会システムを構築する必要がある。

[2] ところで，医療倫理ないし生命倫理に関する問題を審査する倫理委員会モデルを大別すると，①法律に基づいて倫理委員会の構成や役割を規定したり，さらには遵守事項違反に対してペナルティを科す「法規制モデル」（オランダ），②医療職等の自主規制に委ねるか，一定の先進的難問について国がガイドラインを策定して遵守を求める「倫理規制（ガイドライン）モデル」（日本），そして，③両者の複合形態である「法規制・倫理規制複合モデル」（ドイツ，アメリカ，イギリス等）に分けることができる。

②の形態を採る日本の場合，柔軟な対応ができるというメリットがある反面，いくつかの課題が挙げられる。1）倫理委員会が通過儀礼的性格に陥っ

ていて本来の倫理審査の機能を果たせていない，2）人材不足，3）コスト不足，4）法制度の関与がない（治験審査は例外）ため，強制力が弱く，ルールが十分に遵守されない，5）ガイドラインはいくつもあるが，継ぎ接ぎ的性格なため，間隙が多かったり，相互に齟齬がある，といった点が主なものであろう。

3　本章の目的は，このような現状を打破して，倫理委員会が真に機能し，被験者の人権保護と医学の持続的発展が両立するためにはどうすればよいかというグローバルな視点から，被験者保護法制の確立の基本的視座を模索すべく，主としてドイツとオランダの制度比較を試みることにある[1]。

2　ドイツの被験者保護法制と倫理委員会の機能

1　まず，ドイツにおける被験者保護のための法整備の展開過程をみておこう。学説上の議論は古くから多くの積み重ねがあったが，制度として動きが具体化したのは，1970年代になってからである。とりわけアメリカの影響を受けて，1973年にゲッチンゲン大学に倫理委員会が設置されて後，各大学等に倫理委員会が設置された。他方，法的には1976年の薬事法の第6章「臨床試験に際しての人の保護」において，市販薬のみならず，薬剤全般について，被験者の人権保護と救済手段としての保険加入が義務づけられた[2]。放射線障害防止規定（1976年）でも，詳細な被験者保護規定（特に41-42条）が置かれている。

しかし，倫理委員会の役割が実践的に重視され始めた背景には，1995年8月17日の改正薬事法（特に40条1項2号）により，治験については州法によって設置された倫理委員会による同意が必要とされたことと，1995年から1996年にかけて，各州が州医師会と大学病院に「公法上の倫理委員会」の導入を規定した委員会法を可決したことが大きい。「公法上の倫理委員会」とは，その基盤が薬事法（AMG）40条1項2号，医薬品製造物法（MPG）20条7項，医師の模範職業規律15条に基づいて設置される倫理委員会のことである。確

かに，これによって一定程度オーソライズされた倫理委員会ができたことは，重要な意味があると思われる。しかし，ドイツにはいまだに被験者保護の統一法はない。もっとも，生命倫理をめぐる新たな諸問題に対応するため，倫理委員会をめぐる最近10年間の変動には著しいものがある[3]。また，後述のように，これらの法律に基づくもの以外の分野については，個々の倫理委員会が個別的に対応している。

[2]　では，倫理委員会の現状はどうであろうか。ドイツでも，倫理委員会の重要性はますます認識されており，諸種の提言はあるが，前述のように，統一法システムと直接連動せず，各大学の倫理委員会や州の倫理委員会が個別的に対応している。薬事法上の倫理審査が多いようである。現在，52の公法上の倫理委員会が活動している（後掲表1および表2参照[4]）。州によってはとりわけ活発なところもあり，例えば，ハンブルク等ではそれが窺える[5]。ちなみに，ハンブルク医師法15b条は，「倫理委員会は，患者ならびに被験者の保護，研究者の保護，ヒトについて不可欠な医学研究に対する信頼の構築に役立つ。」，と規定し，そのための様々な工夫を同法および「ハンブルク医師会倫理委員会規約 (Satzung der Ethik-Kommission der Ärztekammer Hamburg vom 20.05.1996)」の中に盛り込んでいる。どの州も，多施設間の共同研究においても，研究リーダーの管轄下にある倫理委員会がある種の「指導機能」を引き受ける等，質と安全の保障のための工夫を盛り込んでいる。

[3]　さらに特徴的なのは，ドイツでは，医師会が医師の身分を決定するほどに強力であり，倫理委員会も，とりわけドイツ連邦医師会中央委員会(正式名称は「医学とその境界領域における倫理的諸原則保持のための中央倫理委員会 (Zentrale Kommission zur Wahrung ethischer Grundsätze in der Medizin und ihren Grenzgebieten＝ZEKO)」)の権限が強い。同委員会の創設会議は，連邦医師会の総裁であるProf. Dr. Vilmarの指揮の下，1995年7月12日にケルンで行われた。同委員会は，11か条の規約を持ち，「その意見の形成と決定への到達において，独立している。その際に委員会は，それが特に人間の尊厳の不可侵性や，生命保護に対して明確であり，特に世界医師連盟の宣言に記されたよう

に，医師の活動や生物医学的研究にとって重要な倫理的原則と同様に注目すべき基本法の価値秩序を有する。」（1条2項）。そして，任務を3つ規定している（2条）。

1）医学およびその境界領域における進歩とテクノロジーの開発により提起され，かつドイツ連邦共和国に対して共通の回答を要求するような，倫理的問題に対する意見表明を行うこと。
2）医師が職務を果たす際の義務に関して，倫理的観点の下で原則的に重要な問題について立場を明らかにすること。
3）州医師会または医学部の倫理委員会の希望に基づいて，その倫理委員会の独立性を保持する際に，原則的に重要な事柄に関する倫理問題の補足的評価に役立つこと。

なお，中央倫理委員会は，勧告または指針の形態でもその意見表明を行いうる。

中央倫理委員会の構成についてみると，⑴委員会は16名までの構成員を有する（3条1項）。⑵また，委員会構成員は，異なる学術分野を代表し，さらに，立法機関によって推奨された委員会に所属すべきであり，倫理的問題点に習熟した学術的資格と経験を有するべきである，と規定される（3条2項）。⑶複数の分野に関する構成を保障するために，12人の構成員は，次の医学的分野とその他の学術的分野に属するべきだとされる（3条3項）。すなわち，5名の医学代表者，2名の哲学または神学代表者，2名の自然科学代表者，1名の社会学代表者，2名の法学代表者，である。構成員の任期は3年で，再任が可能である（4条2項）。

また，ドイツ連邦議会と連邦参議院は，それぞれ2名の構成員を中央倫理委員会に派遣する権利を有する。立法機関の長官は，この場合に，彼の職業上の，もしくは彼の現在あるいは過去の政治的職務の範囲内で，医学的研究と倫理の関係について委員会で取り扱われる問題に関して，相応の経験を経

た人物を指名するよう求められる(3条4項)。また,「連邦医師会の会長は,中央倫理委員会の議長(Vorsitzenden)により,その審議に招かれるべきである。」というユニークな規定もある (3条5項)。

4　非常に厳格に構成された中央倫理委員会の特殊性は,それが連邦医師会の諮問委員会(Ausschuss)としてではなく,独立した専門委員会(Gremium)として連邦医師会の特定の規約により設立された,ということにある。委員会の構成員は,確かに,社会的に重要な機関から指名されるのであるが,しかし,その機関の代表者としてというよりはむしろ,規約の3条に従って,倫理的問題についてのその人格と経験に基づいて推薦される。委員会は,医学における技術開発の帰結としての未解決の倫理的問題に対して,どのような境界領域であろうと独立した見解を有し,かつ立場を明らかにすることが期待される。倫理委員会は,州の医師会や医学部の既存の倫理委員会との関係において,上位の部局ではないので,〔その〕判断が優先されることはない。州にまたがる問題については,この委員会により審議された見解を示すことができる。中央倫理委員会が取り組むテーマは,構成員により提案される[6]。

　中央倫理委員会が1997年から2001年までに公表した見解としては,以下のものがある。

1．「医学的研究における同意無能力者の保護について」という態度表明 (1997年)
2．「臓器摘出による殺害」という意見表明 (1997年)
3．「人間の脳への神経細胞の移植」についての態度表明 (1998年)
4．「医学および保健における研究に対する患者と関連する情報の利用」についての態度表明 (1999年)
5．「法定患者保険システム(GKV)における医学的配慮の優先順位：われわれは決定しなければならないのか,また決定しうるのか？」という態度表明 (2000年)
6．幹細胞研究(Stammzellforschung)に対する態度表明のテーゼ (2001年)

7．幹細胞研究に対する中央倫理委員会の態度表明（2002 年）

表 1　州医師会の公法上の倫理委員会

バイエルン州医師会倫理委員会
バーデン＝ヴュルテンベルク州医師会倫理委員会
バーデン＝ヴュルテンベルク州歯科医師会倫理委員会
ベルリン州医師会倫理委員会
ブランデンブルク州医師会倫理委員会
ブレーメン州医師会倫理委員会
ハンブルク州医師会倫理委員会
ヘッセン州医師会倫理委員会
メクレンブルク＝フォアポンメルン州医師会倫理委員会(1)
ニーダーザクセン州医師会倫理委員会
ノルトライン州医師会倫理委員会
ラインラント＝プファルツ州医師会倫理委員会(2)
ザールラント州医師会倫理委員会(3)
ザクセン＝アンハルト州医師会倫理委員会
ザクセン州医師会倫理委員会
シュレースヴィヒ＝ホルシュタイン州医師会倫理委員会
チューリンゲン州医師会倫理委員会
ヴェストファーレン・リッペ州医師会倫理委員会(4)

1 ）合議体として分類されるロストック大学病院およびグライフスバルト大学病院倫理委員会
2 ）マインツ大学病院倫理委員会を含む
3 ）ホムブルク大学病院倫理委員会を含む
4 ）ミュンスター大学病院倫理委員会と共同

表 2 大学病院の公法上の医療倫理委員会

アーヘン工科大学医学部倫理委員会
ベルリン自由大学附属ベンジャミン・フランクリン病院倫理委員会
ベルリン・フンボルト大学附属病院ベルリン・ブーフ・キャンパス倫理委員会
ベルリン・フンボルト大学附属フィルコー・キャンパス病院倫理委員会
ボーフム・ルール大学医学部倫理委員会
ボン大学医学部倫理委員会
ドレスデン工科大学医学部倫理委員会
デュッセルドルフ大学医学部倫理委員会
エアランゲン・ニュールンベルク大学医学部倫理委員会
エッセン大学医学部倫理委員会
フランクフルト大学医学部倫理委員会
フライブルク大学倫理委員会
ギーセン大学人間医学部倫理委員会
ゲッチンゲン大学倫理委員会
グライフスバルト大学メクレンブルク＝フォアポンメルン州医師会倫理委員会(1)
ハレ大学医学部倫理委員会
ハノーファー医科大学倫理委員会
ハイデルベルク大学医学部倫理委員会
ハイデルベルク大学マンハイム臨床医学部倫理委員会
イェーナ大学倫理委員会
キール大学医学部倫理委員会
ケルン大学医学部倫理委員会
ライプツィヒ大学倫理委員会
リューベック医科大学倫理委員会
マグデブルク大学倫理委員会
マールブルク大学倫理委員会
ミュンヘン大学附属グロースハーデルン病院倫理委員会
ミュンスター大学医学部倫理委員会(2)
ミュンヘン工科大学医学部倫理委員会
レーゲンスブルク大学医学部倫理委員会
ロストック大学メクレンブルク＝フォアポンメルン州医師会倫理委員会(3)
ザールラント大学倫理委員会(4)
チュービンゲン大学医学部倫理委員会
ウルム大学倫理委員会
ヴィッテン・ヘルデッケ大学倫理委員会
ヴュルツブルク大学医学部倫理委員会

1) メクレンブルク＝フォアポンメルン州医師会倫理委員会の「合議体」
2) ヴェストファーレン・リッペ州医師会倫理委員会と共同
3) メクレンブルク＝フォアポンメルン州医師会倫理委員会の「合議体」
4) ザールラント州医師会倫理委員会と共同

上記のうち，第1の態度表明（原文は，Schutz nicht-einwilligungsfähiger Personen in der medizinischen Forschung (1997)）では，同意能力を欠く人々のうち，とりわけ子どものグループ分けをし，4種類の研究方法の中で，治療的実験(Heilversuch)（グループ1）は，状況が命じれば許されるのに対して，もっぱら子どもとは無関係の利益に関する研究（グループ4）は倫理的に正当化されえないとし，グループ3での研究では，当人自身には見込みが少ないとしても，少なくとも他の人々，同年代のグループあるいは同種の疾患または障害に困惑する人々は獲得された知識から利益を得ることができることから，研究を正当化するには，委員会の見解によれば，リスクの比較衡量が決定的である（委員会は，リスクの定義が特に困難であること，そして事例を介して具体的に述べられねばならないことを承知していた。この特殊な情勢の議論は，今日まで結論を見ておらず，態度表明の継続が予定されている）とするなど，かなり掘り下げた議論を展開している[7]。その他は，紙数の関係で割愛するが，最近では，2001年11月23日の幹細胞研究に関する態度表明が注目される。これは，2002年5月31日の「ヒト胚性幹細胞の輸入および利用に関して胚保護を確保するための法律（Gesetz zur Sicherung des Embryonenschutzes im Zusammenhang mit Einfuhr und Verwendung menschlicher embryonaler Stammzellen）」（＝Stammzellengesetz：幹細胞法）の成立に大きな影響を与えている[8]。

5　なお，ドイツでは，これ以外にもドイツ連邦議会におけるアンケート(Enquete)委員会[9]，あるいは首相直属の国家倫理評議会（National Ethikrat）もあり，幹細胞研究の審査のような場合に，中央倫理委員会と競合することもありうるが，見解が異なる場合にコンセンサスをどうやって確保していくかが，ドイツの課題である。多元性の中で政治的妥協をしていくのであろうか。

このような懸念があるにもかかわらず，ドイツでは，この多元的システムが国内外で高い評価を得ているという[10]。それは，おそらく，この多元的シス

テムを採りつつも，各委員会が構成メンバーに，医師，法律家，統計学・計量生物学の専門家，自然科学者，哲学者，神学者，心理学者，その他の精神科学・社会科学の専門家，看護師，医学生，素人を取り入れつつ，柔軟な対応をしていること[11]，さらにはドイツでの苦いナチ体験を念頭に置いているため，倫理問題を真摯に議論する社会的風土があることが考えられる。倫理委員会の法的責任をめぐる議論などはその表れであるし，また，EUの動きとの関係でも，ドイツの基準を守っていれば，いかなる事態にも対応できるという自負があるのであろう[12]。さらに，倫理委員会の手続きを非訟事件手続ないし行政手続法の基本ルールに則って運営すべきであるとの見解[13]も有力に主張されるなど，ドイツにおけるこの問題の議論の質は，現在でもきわめて高い。

3　オランダの被験者保護法制と倫理委員会の機能

[1]　つぎに，オランダの被験者保護法制と倫理委員会の機能についてみておこう。

　オランダでは，1998年2月26日に「ヒト被験者を伴う医学的研究に関する法律」（Medical Research Involving Human Subjects Act；オランダ語ではWet Medisch-wetenschappelijk Onderzoek met Mensen＝WMO）が成立した。本法は，全39か条から成り，倫理審査に関する委員会の組織・権限・審査内容等に至るまで詳細に規定する。とりわけ，WMOに則り，ヒト被験者を伴う研究に関する中央委員会（centrale commissie voor medisch-wetenschappelijk onderzoek；centrale commissie mensgebonden onderzoek＝CCMO）が設けられているのが大きな特徴である。CCMOは，1999年4月6日に設立され，ハーグに本拠を置いている。その主たる職務は，オランダにおけるヒト被験者を伴う医学的研究の審査と全国の各審査委員会の活動を監督するというものであり，WMOの実現に寄与するものとされている。

[2]　重要なのは，CCMOの業務内容である。それは，WMOによれば，以

下の6点に集約される (14-17条)。

まず第1に，各施設ないし地域にある医の倫理審査委員会(medisch-ethische toetsingscommissies＝METC)が一次的にはヒト被験者を伴う医学研究についてのリサーチ・プロトコールを評価するわけであるが，さらにCCMOがMETCの認証と監督を行い，METCの活動が適切でないと判断される場合には，METCの認証を取り消すことができる。

第2に，ヒト被験者を伴う医学的研究についてのプロトコールの審査である。オランダにおける被験者に関するすべての医学的研究は，最初に評価されなければならず，この審査は，認証されたMETCまたはCCMOが実施する。ただし，遺伝子治療と異種移植についてはCCMOのみが実施する。また，CCMOは，プラシーボ対照研究およびワクチン研究に関する非治療的介入審査を実施する（インフォームド・コンセント（IC）を与えることができない子どもや成人を含む）。さらに，CCMOは，保健大臣の要請で，胚および配偶子母細胞に関する研究のアドバイスも行う。

第3に，ヒト被験者を伴う医学的研究についてのプロトコールの登録である。CCMOは，ヒト被験者を伴う医学的研究についてのすべての研究プロトコールを監督する。そのため，METCは，研究形式およびサマリーを添付してCCMOに評価書一式を送付する。

第4に，不服申立および異議申立のための行政機関としての役割がある。すなわち，METCが評価または認可・認証に疑義がある場合，CCMOが公的な不服申立機関となる。

第5に，WMOの実現に寄与することおよびその適用に関する情報を提供することである。

第6に，METCから送られてくる年次報告書の登録である。CCMOは，年次報告書を公表することによりアカウンタビリティーを尽くすと同時に，METCの年次報告書の概略を保管しなければならない。

中央の倫理委員会にこのような強い権限を与える二元システムは，倫理委員会の機能をチェックする意味で，また，被験者保護という意味で，実に有

意義だと思われる。

③　つぎに、CCMOのメンバー構成をみると、これも条文で決められており(14-16条)、総数は11名である。内訳は、倫理学者2名、分子遺伝学者、リサーチ方法論学者、薬理学者各1名、医師3名、看護学者、法律家、医療心理学者、被験者各1名である。任期は4年間（再任期間は2年間）である。

　メンバー構成のバランスが実によく取れており、とりわけリサーチ方法論学者と被験者サイドのメンバーが入っている点を看過してはならない。私と親交のあるオランダ・ナイメーヘン大学法学部のペーター・タック (Peter. J. P. Tak) 教授の説明によると、これが実によく機能しているとのことであった（ちなみにこのメンバーのうち、倫理学者はナイメーヘン大学の同僚とのことであった）。なお、代理要員が8名いる。保健・福祉・スポーツ省の側からオブザーバーが参加している。CCMOは、月に1度委員会を開催することになっている。

④　では、オランダの被験者保護に関する法的枠組みは、どうなっているのであろうか。

　まず、前述のように、1)「ヒト被験者を伴う医学的研究に関する法律 (WMO)」が中心に据えられている。これは、後述のように、実によく考えられた法システムであり、日本でも参考になる。また、2)「ヒト被験者を伴う医学的研究のための強制保険を規定する暫定的デクレ (Temporary decree regulating compulsory insurance for medical research involving human subjects)」（全9か条）があり、被験者の被害補償に対応するシステムになっている。さらに、3) 遺伝子治療および異種移植についての一般的行政規制である「ヒト被験者を伴う医学的研究の中央審査デクレ (Central Review of Medical Research Involving Human Subjects Decree)」（全3か条）があり、これはCCMOの管轄である。最後に、4) 複数の医療機関にまたがる研究審査手続命令 (Multicentre Research Review Procedure Directive) がある。

　これらのうち最も重要なのは、言うまでもなくWMOである。その構造は、第1章「一般規定」(1-2条)、第2章「ヒト被験者を伴う研究の規制」(3-6条)、第3章「責任と保険」(7条)、第4章「研究実施団体の義務」(8-9条)、第5章

「研究実施団体のその他の義務」(10-13条)、第6章「委員会」(14-27条)、第7章「雑則」(28-32条)、第8章「罰則規定」(33条1-3項)、そして第9章「結論的規定」(34-39条)から成る。全体をここで取り上げることはできないので、とくに重要と思われる部分を紹介しておくことにする。そのうち、第6章「委員会」(14-27条)の主要部分は、先に述べたとおりである。

⑤　ここでまず取り上げるべきは、研究プロトコール重視の枠組みである。第1章「一般規定」の2条では、「研究は、その目的のために書かれた研究プロトコールに従って行われなければならない。」(1項)とされ、然るべき委員会による承認を要する(2項)、とされている。これに違反すると、6月以下の拘禁刑または第14カテゴリーの罰金刑に処される(33条2項)。また、第2章「ヒト被験者を伴う研究の規制」(3-6条)も重要であり、とりわけ3条は、研究プロトコール承認条件を次のように8項目規定している。

　a）当該研究が医学の発展をもたらすであろうと予想することが合理的であること。

　b）上記の医学の発展が被験者の参加なしでは達成されえないか、またはそれほどラディカルでない介入では達成できないと予想することが合理的であること。

　c）被験者に対するリスクおよび負担が当該研究の潜在的価値と釣り合うであろうと予想することが合理的であること。

　d）当該研究の方法論が、要求される基準内のものであること。

　e）当該研究が研究鑑定書を有する人々の監督によるかまたは監督下で行われること。少なくともそのうちの1人は被験者が参加する研究活動に直接関係する鑑定書を有すること。

　f）被験者に提供されるいっさいの報酬が、当該研究への被験者の参加に対して同意が与えられるべきかどうかについての決定に不当な影響を与えないであろうと予想することが合理的であること。

　g）研究プロトコールが、当該研究が被験者にどの程度有益であるかを明確に述べていること。

h）当該研究がその他のあらゆる合理的要件を充足していること。

　これらの諸条件は，研究プロトコールの様々な場面を想定しても，妥当なものと思われる。また，被験者が未成年者（18歳未満）または成人でも当該事項についての利益を合理的に評価できないと思われる者に関する研究は原則として禁止されるが，当該研究が当該被験者に直接的利益になる場合や，参加に伴うリスクが取るに足りないもので最小限度の負担であって当該被験者と同一カテゴリーの人の参加なしには行えない研究の場合には禁止されない（4条）。さらには，研究実施団体または被験者リクルート団体と被験者との事実的または法的関係が同意原理に不利益となることが合理的に予想される場合も当該研究は原則として禁止されるが，当該研究が当該被験者に直接的利益になる場合や，参加に伴うリスクが取るに足りないもので最小限度の負担であって当該被験者と同一カテゴリーの人の参加なしには行えない研究の場合には禁止されない（5条）。4条違反および5条違反については6月以下の拘禁刑または第14カテゴリーの罰金刑に処される（33条2項）。これらは，原則と例外のメリハリが明確であり，評価できる。

6　しかも，以下の条件下での研究実施の禁止が加わる（6条1項）。

　a）被験者が成人であり，c号が適用できない場合，すなわち，書面による被験者の同意がない場合。

　b）被験者が12歳未満の未成年者であり，c号が適用できない場合，すなわち，書面による被験者および被験者の（両親が法定後見人であれば）両親または法定後見人の同意がない場合。

　c）被験者が12歳以上であり，その事項について自己の利益を合理的に評価する能力があるとはみなされない場合。被験者の両親（彼らが法定代理人である場合）もしくは法定代理人もしくは（法定代理人が利用できなければ）被験者のために行為する被験者により書面で権限を与えられた者，または（そのような人が利用できなければ）被験者の配偶者もしくは生活におけるその他の伴侶の文書による同意がない場合。

　d）被験者が12歳未満であり，被験者の両親（彼らが法定後見人である場合）

または法定後見人の書面による同意がない場合。

このように，同意原則ないし代諾原則が徹底されており，これに違反すると１年以下の拘禁刑または第14カテゴリーの罰金刑に処される（33条１項）。もっとも，研究の性質が緊急状況でのみ実施可能であり，同条１項で規定された手順で同意を得ることができない場合，および当該研究が当該被験者の直接的利益となるかもしれない場合は，研究活動は，同意を得ることが不可能な状況が続くかぎりで，同意なしで実施してもよい（6条２項），とされている点にも注意を要する。ここには，柔軟な対応がみられる。未成年者が被験者の場合，難しい問題があるだけに，参考になる。

7　以上がオランダの被験者保護法制および倫理委員会システムの概要である。これを図示すれば，別図のようになる[14]。

一定の場合に刑罰を用いてまで研究を規制する方法が妥当かどうかは，研究の自由との兼ね合いもあり，難問であるが，著しい人権侵害をもたらす危

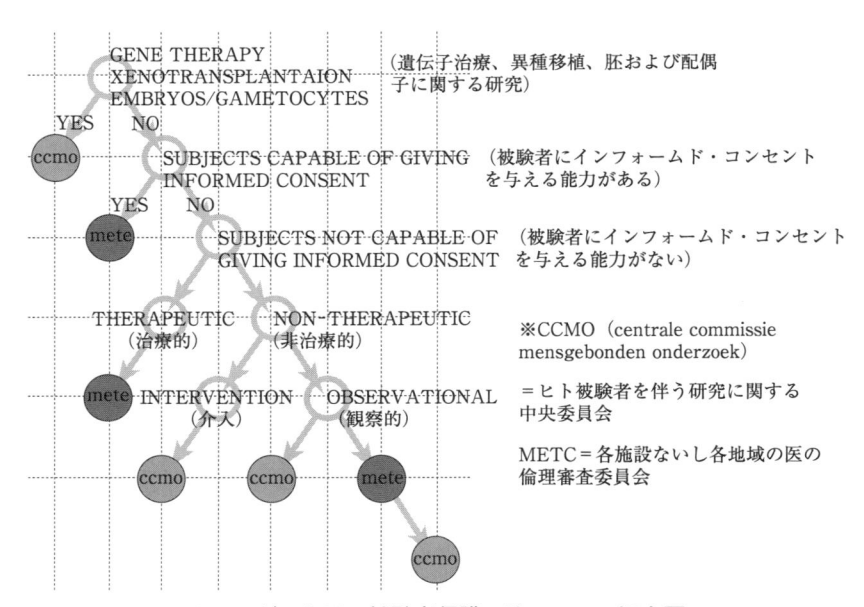

オランダにおける被験者保護の法システム概念図
Medical Research Involving Human Subjects Act＝WMO

険性が明白な場合にかぎり,刑罰を用いるのはやむをえないであろう。いずれにせよ,そうまでして被験者保護を図ろうとするオランダの姿勢には,見るべきものがある[15]。倫理委員会システムも,中央委員会(CCMO)が監督権限を有し,各審査委員会(METC)の活動に目を光らせている点は,形式審査に流れやすい日本の倫理委員会の現状を打破するうえでも大いに参考になる。CCMOのメンバー構成もバランスが取れていて参考になる。かくして,日本の今後の被験者保護システムおよび倫理委員会システムの構築にとり,オランダのシステムはモデルとするに値するものと評価できる。

4 ドイツとオランダの制度比較

[1]　さて,ドイツとオランダの被験者保護法制とを比較した場合,どのような帰結が導かれるであろうか。

　まず,制度面では,ドイツのように多元的システムを採る場合とオランダのように統一法システムを採りつつ監視面で二元主義を採る場合とでは,かなり開きがある。

　第1に,競合する問題が生じた場合に,ドイツモデルだと倫理委員会相互に対応に差が出ることも予想され,相互の調整にさらにエネルギーやコストを費やさざるをえないが,オランダモデルだと,その点がスムーズに行われる。もっとも,オランダモデルだと,議論の場が減るということになるかもしれない。この比較は,長期的スパンで行う必要があり,形式論だけでは優劣を付けがたい。しかし,明確さからして,オランダモデルが好ましい。

　第2に,ドイツモデルだと,倫理委員の選定に際し,重複を回避するための手だてを講じておかないと,同じ顔ぶれの委員が重要なポストを兼務するということになりかねない。この点,オランダモデルだと,その懸念がない。もちろん,前述のように,ドイツにおいても倫理委員会の人的構成について関心が高く,工夫も凝らしているので,実質的にはこの点で差異はないかもしれない。

第3に，コスト的に，オランダモデルだと，ドイツモデル以上に低コストで対応できる。もちろん，オランダモデルだと，中央委員会のメンバーの負担が増えることが懸念される。しかし，中央委員会の所掌範囲を限定しておけば，それは回避できると思われる。

2　つぎに，機能面についてみると，少なくとも形式的には，上述のような制度面から来る諸種の側面を考慮すると，統一法に基づいたオランダモデルの方がドイツモデルよりも機能するように思われる。何より被験者にとっても，理解しやすいし，保護を受けやすい。しかし，実質面でも，もう少し長期的スパンでみないと，いずれがより有効に機能するかは，断定しがたい。なぜなら，前述のように，ドイツ内部ではこのシステムに自信を持っており，それがドイツ特有の医療システムと符合しているのであれば，それ自体好ましいと思われるからである。いずれにせよ，それぞれに固有の医療システムを有しているので，現段階では，それが被験者保護と医学研究の進歩の調和にどのように影響を及ぼすのか，必ずしも明らかでない。今後もこの点についてフォローしていきたい。また，人材確保という面も見逃せない。

3　かくして，ドイツモデルとオランダモデルのいずれであっても，日本の倫理委員会システムの現状を打破する契機を内包していることは疑いないように思われる。

5　結　語——日本への示唆

最後に，日本への示唆として，両モデルとも，程度の差はあれ法律に裏づけられたものである点は，大きなインパクトを有していると思われる。冒頭で述べたような日本の現状なり課題を克服するには，何らかの形で被験者保護法を作り，それに基づいた倫理委員会システムを作る必要性を痛感する。さらに，イギリスやアメリカの制度等も参考として加味しながら，今後，日本でも新たなシステム作りをすべきである。

日本でも近時，光石忠敬弁護士らが「研究対象者保護法要綱試案——生命

5 結 語

倫理法制上最も優先されるべき基礎法として――」を公表されている[16]。詳細を論じる余裕はないが，これは，フランス生命倫理法を基礎にしているとはいえ，具体的内容はオランダモデルに近いものであり，被験者保護という観点から評価できる。また，私が参加した前述の白井泰子主任研究者率いる「白井班」の共同研究も，それに近いものとして位置づけられる。その提言を含む報告書も最近公表された[17]。このような積重ねが，より良いシステム構築に寄与することは疑いない。

1) 本章は，2002 年の 8 月に厚生労働省の厚生労働科学研究費補助金による「遺伝子解析研究，再生医療等の先端医療分野における研究の審査および監視機関の機能と役割に関する研究」（研究代表者は国立精神・神経センター・精神保健研究所の白井泰子室長）の一環としてオランダと同時にドイツの制度の調査に行った際の報告と，その後に入手した資料に基づいてまとめたものである。本章の元になるのは，甲斐克則「医事刑法への旅　道草編・その 3　被験者保護法制と倫理委員会の機能に関する独蘭の比較法的考察――再び倫理委員会の在り方の模索への旅――」現代刑事法 6 巻 6 号（2004）125 頁以下および同「医事刑法への旅　道草編・その 1　オランダの被験者保護の法システム――倫理委員会の在り方の模索への旅――」現代刑事法 5 巻 6 号（2003）111 頁以下であり（いずれも甲斐克則『医事刑法への旅 I』（2004・現代法律出版）に配列を変えて所収），本章は，これらを 1 本化し，さらに加筆したものである。
2) この点までの詳細については，甲斐克則「臨床研究・人体実験とドイツ法」年報医事法学 13（1998）69 頁以下〔本書第 5 章〕参照。
3) Vgl. *Elmer Doppelfeld*, Medizinische Ethik-Kommissionen im Wandel, in *Urban Wiesing* (Hrsg.), Die Ethik-Kommissionen. Neuere Entwicklungen und Richtlinien, 2003, S. 1 ff. 1980 年代初頭までのドイツにおける倫理委員会の発展過程および倫理委員会の法的意義については，vgl. *Reinhard Bork*, Das Verfahren vor den Ethik-Kommissionen der medizinischen Fachbereiche, 1984，S. 32 ff. また，1980 年代中葉以降の特にヒトゲノム解析研究をめぐる問題に焦点を当てたものとして，盛永審一郎「ドイツ各種委員会資料に見るヒトゲノム解析研究に対する態度(1)遺伝子診断」富山医科薬科大学一般教育研究紀要 22 号（1999）1 頁以下がある。
4) Vgl. *Hanjörg Just*, Die öffentlich-rechtlichen medizinischen Ethik-Kommissionen in Deutschland—der zeitige Struktur und Arbeitsweise sowie Perspektiven der zukünftigen Entwicklung, in *Wiesing* (Hrsg.),

a. a. O. (Anm. 3), S. 91.
5) Vgl. *Almut Wilkewning*, Der Hamburger Sonderweg im System der öffentlich-rechtlichen Ethik-Kommissionen Deutschlands, 2000.
6) Vgl. *Heinz Pichlaier/Urban Wiesing*, Die Zentrale Ethik-Kommission bei der Bundesärztekammer, in *Wiesing* (Hrsg.), a. a. O. (Anm. 3), S. 146.
7) *Pichlaier/Wiesing*, a. a. O. (Anm. 6), S. 147.
8) 詳細については、神馬幸一「ドイツにおける『ヒト胚性幹細胞（ES 細胞）研究を対象とした刑事的規制について――いわゆる『幹細胞法（StZG）』成立を契機として――』法学政治学論究 56 号（2003）413 頁以下参照。なお、ドイツにおいてもこの問題は議論が白熱している。Vgl. *Deutsche Forschungsgemeinschaft*, Forschung mit humanen embryonalen Stammzellen. Strafrechtliche Grundlagen und Grenzen, 2003. この書物には、アルビン・エーザー（*Albin Eser*）博士とハンス-ゲオルグ・コッホ（*Hans-Georg Koch*）博士の同法に対する鑑定も含まれている。また、ヒト胚性幹細胞の輸入と研究に関して、ラインラント＝プファルツ州の生命倫理委員会も 2001 年 6 月に興味深い態度表明をしている。Vgl. Stellungnahme der Bioethik-Kommission Rheinland-Pfalz zum Import von und zur Forschung an humanen embryonalen pluripotenten Stammzellen. いずれも別途紹介し、検討したい。
9) 最近の重要報告書として、*Duetscher Bundestag*(Hrsg.), Schlussbericht der Enquete-Kommission—Recht und Ethik der modernen Medizin, 2002 がある。この報告書の邦訳〔但し、全訳ではない。〕として、ドイツ連邦議会審議会答申（松田純監訳、中野真紀＝小椋宗一郎訳）『人間の尊厳と遺伝子情報――現代医療の法と倫理（上）――』（2004・知泉書館）がある。
10) *Just*, a. a. O. (Anm. 4), S. 103. ユスト自身も、「他の欧州諸国における審議システムや倫理委員会と比較しても、ドイツのシステムは、実態に即しており、将来性があることが明らかである」、と述べている（S. 100）。しかし、統一法が存在しないためか、倫理委員会相互の「管轄」をめぐって問題が生じているようである。Vgl. *Ingeborg Walter-Sack*, „Zuständigkeit" medizinischer Ethikkommissionen――(wünschenswerte?) Ausweitung durch Satzungsrecht, dargestellt anhand der Regelungen für die Ethikkommissionen an der Universität Heidelberg und bei der Landesärztekammer Baden-Württemberg, MedR 1999, S. 357 ff. また、倫理委員会が臨床研究の科学的質と倫理的正統性を審査することの意義について問い直す論稿として、*Nobert Victor*, Prüfung der wissenschaftlichen Qualität und biometriespezifischer Anforderungen durch die Ethikkommissionen?, MedR 1999, S. 408 ff. がある。
11) 倫理委員会の人的構成の詳細については、vgl. *Gerald Neitzke*, Über die

personelle Zusammensetzung von Ethik-Kommissionen, in *Wiesing* (Hrsg.), a. a. O. (Anm. 3), S. 104 ff. 特に素人について，ナイトケは，次のように述べる。「研究の透明性およびそれによって研究をコントロールする委員会への素人の参加による政策的に動機づけられた信用は，国内的にも国際的にも聞き流すことができない。さもなくば，倫理委員会は，『閉鎖的な社会』ないし『閉ざされた戸の背後に隠れた秘密結社』になってしまうであろう。むしろ逆であって，まさしく素人をこそコントロールの出発点に置かなければならいないであろう。医師の専門的知識は，単なる助力者にすぎず，従来の実務におけるように，それ自体が裁判官ではありえないのである。実験の倫理上の問題は，利益の担い手によって解答されてはならない。それは，当該市民の側から解答されなければならないのである。」(SS. 115-116)。これは，至言というべきである。もっとも，ナイトケによれば，ニュージーランドおよびデンマークでは委員会メンバーの半数が素人であり，また，英国およびオーストラリアでは委員会毎に2人の素人の参加が規則で定められており，さらに，アメリカでは素人が倫理委員会の90パーセント以上で参加しているが，ドイツでは倫理委員会の18パーセントに素人のメンバーがいるものの，それは全メンバー数の1.9パーセントにすぎないという (S. 116)。なお，哲学的観点から素人の参加の意義（情報公開ないし説明責任）を説くものとして，vgl. *Ludwig Siep*, Probleme der Ethik-Kommissionen aus der Sicht des Philosophen, in *Wiesing* (Hrsg.), a. a. O. (Anm. 3), SS. 134-136.

12) ヨーロッパ全体の動向については，*Jochen Taupitz*, Die Stellung der Ethik-Kommissionen im Entwurf eines Forschungsprotokolls des Europarates, in *Wiesing* (Hrsg.), a. a. O. (Anm. 3), S 35 ff. があるが，本章では十分に取り上げる余裕がない。なお，これと関連して，ヨッヘン・タウピッツ（村山淳子訳）「子どもを用いた臨床試験――ドイツの法状況――」早稲田法学79巻2号 (2004) 143頁以下は，子どもの臨床試験に焦点を当てた興味深いものである。別途検討したい。

13) Vgl. *Erwin Deutsch*, Das Verfahren vor den Ethik-Kommissionen, in *Wiesing* (Hrsg.), a. a. O. (Anm. 3), S. 24 ff. 早い時期にドイツにおいて倫理委員会の法的重要性を説いていた文献として，*Borg*, a. a. O. (Anm. 3) のほか，*Albin Eser / Hans-Georg Koch*, Zum rechtlichen Wert von Ethik-Kommissionen, DMW 1982, S. 443 ff. がある。また，医薬品の臨床試験をめぐる問題についても，ごく最近，*Ralf H. W. Hägele*, Arzneimittelprüfung am Menschen. Ein strafrechtlicher Vergleich aus deutscher, österreichischer, schweizerischer und internationaler Sicht, 2004 という大著が公刊されており，被験者保護に関する問題関心の高さを示している。

14) この図は，同法の解説文掲載の図の一部に筆者が訳を付けたものである。なお，法律の条文は，英語版とオランダ語版の両方を参照した。

15) オランダにおける被験者保護システムについて概観したオランダ語の文献として，*F. M. van Agt en W. J. M. Dekkers*, Ethici en de proportionaliteit van wetensshappelijk onderzoek met mensen, MEDISCH CONTACT, Vol. 53 No. 7 ; 1998, pp. 239-240 がある。また，ヒト胚を用いた研究（クローン問題を含む）に関する倫理委員会との関係について論じた文献として，*Morren Aan Nieuw Leven*, Respect voor menselijk leven onvoldoende gewaarborgd in Embryowet MEDISCH CONTACT, Vol. 56, No. 47, 2001, pp. 1731-1734 がある。
16) これは，光石忠敬＝勝島次郎＝栗原千絵子の連名で，臨床評価 Vol. 30, No. 2・3（2003）369 頁以下に掲載されている。内容については別途検討したい〔本書終章参照〕。
17) 厚生労働科学研究費補助金「ヒトゲノム・再生医療等研究事業」『遺伝子解析研究・再生医療等の先端医療分野における研究の審査及び監視機関の機能と役割に関する研究　平成13年度〜15年度　総合研究報告書』（2004）において，「人を対象とした生物医学研究における被験者保護の制度および研究管理システムのあり方」という提言がなされている。提言1「研究者の責務と役割」，提言2「研究審査システムの確立と倫理審査委員会のインフラ整備」，提言3「施設外の倫理審査委員会の設置」，提言4「施設（機関の長）の責務と役割」，提言5「スポンサーの責務」，提言6「研究マネジメントシステムの構築」，提言7「関係者の研修および支援部門の人材養成」がその柱である。内容については，別途取り上げたい〔本書終章参照〕。提言をまとめる作業において，白井班長や佐藤恵子氏（和歌山県立医科大学講師）をはじめとする研究班の方々に有益な勉強の機会を与えていただいたことについて，この場をお借りして謝意を表したい。

終 章

被験者保護制度の行方

1 序

　以上，被験者保護制度について比較法的分析を盛り込みつつ理論的検討を試みてきた。しかし，なお不十分なところが多々ある。比較法的には，アメリカおよびイギリス等の英米法域圏の動向を多少とも扱う必要があるし，また，近年，日本で新たな議論の展開が見られるので，この点を補う必要がある。そこで，最後に，必要最小限度でこれらを行いつつ，被験者保護制度の行方について論じておきたい。

2 アメリカにおける被験者保護をめぐる議論の動向

　ドイツと同様，アメリカおよびイギリスを中心とする英米法域圏でも，人体実験をめぐる法的・倫理的議論は，長年にわたり活発に展開されてきたし，日本でも，一程程度アメリカの動向についての紹介が行われてきた[1]。そして，2003年にオーストラリア・シドニー大学のジョージ F. トモシー（George F. Tomossy）とカナダ・モントリオール大学のディヴィッド・N. ワイスタブ（David N. Weisstub）の編集により公刊された『人体実験と研究』は，英米法域圏でこれまで公表された人体実験および臨床研究をめぐる法的・倫理的議論に関する著名な論文を集めた浩瀚な書物であるが[2]，その議論の幅広さと深さを改めて感じさせずにはおかない。もちろん，それらをここで取り上げ

る余裕はないので，ここでは，先行の研究を参照しつつ，まず，アメリカにおける被験者保護の動向を整理しておきたい。

2　アメリカにおける被験者保護をめぐる議論の契機となったのは，タスキギー（タスキーギとも発音する）人体実験であった。タスキギー人体実験とは，1934年から1972年にかけて，アメリカの厚生省管轄の連邦政府公衆衛生局がアラバマ州タスキギーで，梅毒に罹患した黒人男性約6,000人を十分な説明もしないまま未治療対照群とし，有効治療薬のペニシリン開発以後も積極的治療を施さず，死後に解剖を行ったことが1972年にマスコミに報道され，全米で問題視されて同研究が中止されたという事件であった[3]。本件を契機にして，1973年には厚生省が人体実験に関する安全性やインフォームド・コンセントの適切性を審査する「審査委員会（Institutional Review Board＝IRB）」の設置が義務づけられ，1974年には人を対象とする研究（胎児実験を含む）のルールを定める「国家研究法（National Research Act of 1974）」が制定された[4]。これに先立って，すでに哲学者ハンス・ヨナス（*Hans Jonas*）が1969年に「人体実験についての哲学的考察」[5]という名論文を公表して人体実験に内在する問題性とそれを克服するためのルールの基本的枠組みを提唱していたが，その主張が現実のものとなった。同法に基づいて1974年には，「生物医学・行動研究における被験者保護のための国家委員会(the National Commission for the Protection of Human Subjects of Biomedical and Behavioral Research)」が作られ，そして1979年には，いわゆる「ベルモント・レポート」[6]が公表された。これにより，「人格の尊重（respect for persons）」，「善行（beneficence）」，「正義（justice）」という3つの原則が確認され，さらに，これらの原則から，インフォームド・コンセント，リスク・ベネフィット評価，被験者の選択，といった要求事項が確認され，以後のアメリカの被験者保護の基本的支柱として定着していった。また，これらの原則は，アメリカのバイオエシックスの支柱ともなるほど重要なものでもあった。とりわけ，すべての人間が自己決定の能力を持っているとは限らない点を強調し，理解する力がないとみなされる被験者（小児，青少年，精神障害のある患者，末期患者，昏睡状態の患者等）の保護に

慎重な配慮を示し，さらに，バイアスを受けやすい人々（人種的マイノリティ，経済的弱者，受刑者等施設に収容された人々等）の保護にも慎重な配慮を示している点は，まさに現在においても不可欠の基本原理となりうるものである。また，1975年には，生命倫理学者のロバート・ヴィーチ（*Robert M. Veatch*）が，倫理委員会の構成について言及し，メンバーに素人を参加させるべきことを提唱しているのが注目される[7]。

なお，1980年代初頭に生命倫理について実に有益な活動をしたアメリカ大統領委員会（President's Commission for the Study of Ethical Problems in Medicine and Biomedical and Behavioral Research）は，1981年に隔年報告書である『研究被験者を保護すること（Protecting Human Subjects)』を出し，1982年には『研究によって障害を受けた被験者の補償をすること（Compensating for Research Injuries)』という報告書を出して，被験者保護に向けた具体的提言をしている点を看過してはならない[8]。まさに，被験者保護のためのルール作りが国策となっていることを学ぶ必要がある。また，その実践的活動を担うIRBの活動も，詳細な工夫が凝らしてあり，日本においても参考になる[9]。

[3]　アメリカ合衆国における臨床研究に対する規制は，丸山英二教授の研究によれば，連邦レベルのものとして，連邦の各省庁が実施ないし補助する研究に対して適用される規制（違反に対する制裁は補助金の非交付ないし打切り）と試験薬等の臨床試験の実施に適用される連邦食品医薬品局（FDA）の規制の2種類あるという[10]。また，ヒトを対象とする研究に関するアメリカ合衆国厚生省（保健福祉省）の規則は，ヒト被験者の保護について詳細な規定を設けており，法的保護の重厚さを窺わせる[11]。しかし，刑罰による対応はないようである。さらに，社会学者の武藤香織講師の研究によると，国家生命倫理委員会（National Bioethics Advisory Commission＝NBAC）は，2001年に『ヒト被験者を伴う研究における倫理的・政策的諸問題（Ethical and Policy Issues in Research Involving Human Participants)』という「報告書」を出し，保健福祉省（厚生省）のOHRP（Office of Human Research Protections）の代わりにNOHRO（National Office of Human Research Oversight）の設置を求める提言をしたり，保健福祉

省(厚生省)も研究施設に対してヒト被験者保護プログラム(Human Research Participants Protection Program=HRPPP)を作るよう IOM (Institute of Medicine)の2つの「報告書」(Preserving Public Trust: Accreditation and Human Research Participant Protection Program, 2001 と Responsible Research: A system approach to protecting research participants, 2002)を通して提言させたりしており,2001年4月より,AAHRPP(Association for the Accreditation of Human Research Protection Programs)という非営利団体が被験者保護のための活動を始め,かねてより指摘されていた諸課題を克服しつつ,一定の評価を得ているという[12]。常に現状に反省を加えつつ,被験者保護システムをより強固にすると同時に,社会の信頼を得ることにより円滑な被験者リクルートを目指すというアメリカの取組みに今後も注目する必要がある。

3 イギリスにおける被験者保護をめぐる議論の動向

[1] つぎに,イギリスの動向を簡潔にみておこう。メイソン=マッコール・スミス=ローリー(J. K. Mason/R. A. McCall Smith/G. T. Laurie)によれば,イギリスでも,かつては,ヒト被験者を用いた生物医学的実験はルーティンなものとして行われ,研究者は,自分達の活動を人類に有益なものとして正当化し,一般的に被験者は,喜んで「感謝」をしたり,適度に補償を受けたりしていたが,第2次世界大戦後,様相が変わった[13]。宇都木伸教授の研究によれば,「イギリスには,臨床研究を直接的にコントロールする法規定はな」く,「ただ,未承認の医薬品臨床試験用に供給しようとする者は,薬品ごとに保健大臣から臨床試験許可証(Clinical Trial Certificate=CTC,2年間有効・再交付可能)を得る必要があり,そのためには医薬品管理機構(Medicines Control Agency)により詳細な薬理学的,毒物学的データの審査がなされ」,「医師(もしくは歯科医師)が独自に臨床試験をする場合には,医師特例許可証(Doctors and Dentists Exemption=DDX)を要する」[14]という。「要するにイギリスでは,国家法は臨床試験に携わる『人』を押さえるという形でのみ関与する」[15]とい

うわけである。そして、「これ以外の点については、一般法（たとえば消費者保護法）とコモン・ロー上の規制に服することになるが、その法的判断に当たっては、各種団体の公表する基準が尊重されるところにイギリスの特徴がある。」[16]とも言われる。したがって、イギリスでも、刑罰による対応はないようである。しかし、被験者保護のための制度面に工夫がみられる。

[2]　そこで、重要な役割を果たすのが、一般的臨床試験を扱う地方研究倫理委員会（Local Research Ethics Committee＝LREC）である。LRECは、NHSの地区保健当局ごとに設けられている[17]。かつては、このシステムがうまく機能していたようであるが、最近、イギリスに実態調査に行かれた社会学者の武藤香織講師の研究によると、次のような問題が生じたという。すなわち、「イングランドだけでも約100ヶ所の保健局があったため、複数の地域にまたがる研究を実施するためには、個々のLRECに申請し、それぞれから結果を待つしかなく、非効率的な運営であった」ため、「複数のLRECでの審査を要する大規模な共同研究（特に疫学と大規模臨床試験）にとって、現行システムは不適切との強い批判」（特に、「審査時間と結果との中身が委員会によって違いすぎる」、「委員会ごとに異なる申請書を対象者がまたがる全ての委員会に申請しなくてはいけない」という批判）が出た[18]。尤もな批判である。かくして、「1997年には多施設共同研究を効率的に審査するためのワーキンググループが保健省内に設置され、結果的には専門の審査委員会であるMREC（Multi-Centre Research Ethics Committees）を設置するという二層制に変更された」[19]という。さらに、イギリスでは、システム合理化の一環としてLRECとMRECを統括するために、2000年にCOREC（Central Office of Research Ethics Committees）を（そしてその出先機関としてOREC（Office of Research Ethics Committees））を発足させ、続いて2001年には一定の運営マニュアルを作成して運用している[20]が、2001年に出されたEUによる臨床試験に関する指令（「すべての臨床研究は政府が認めた研究倫理委員会での承認を得る必要がある」とする指令）に従い、2004年5月からCORECは名称をUKECA（United Kingdom Ethics Committees Authority）と変更した[21]。EU指令が求める倫理審査結果の迅速処理（60日以内）等への対

応も含め，このような一連の改革は，多様化する研究体制に対応するために不可欠のものと思われる。画一的な倫理委員会システムでは，被験者の保護にとっても研究者の効率にとってもメリットは少ないであろう。

3　さて，問題の実体面に目を移してみよう。ここでは，研究と実験との関係について興味深い議論を展開しているメイソン＝マッコール・スミス＝ローリーの研究に依拠しつつ，基本的な動向を把握しておこう。それよれば，「研究 (research) と実験 (experimentation) は，一般に互換性のある用語として用いられる。しかしながら，両者は区別ができると考えられる。研究は，明確に定められた目標を有する，予め決められたプロトコールを有する。これに対して，実験は，個々の被験者に対する，より不確かでアドホックな手法を有する。その区別は，実験は個々の被験者の反応を考慮するように変更しうるが，研究プログラムは，定義上，研究が一般的に効果がないことが十分に証明されるまでは，研究者を特定の決められた行為をするように拘束するという点で意味がある」[22]。そして，「研究行為は，大きく，個々の患者や患者グループへの処置の改善を目指す臨床的研究，すなわち治療的研究と，患者のケア以上の広い応用を有する，純粋な科学的知見の促進を本質的な目的とする非治療的研究とに分類される。この区別は，倫理的研究のための一般的要件にとっては概念的な相違を生み出さない。ある時期に患者であった被験者が利益を受けられるという単純な事実は，研究プログラムは研究綱領に規制されずに行うことができるということにはならない。実際に，比較的弱い立場にあるグループが参加させられるという事実からすると，研究計画を監視すべきであるように注意が払われるべきことが強調される。期待される結果と比べて許容されるリスクの度合いは，研究の性質に影響される」[23]。

かくして，メイソン＝マッコール・スミス＝ローリーは，この分類から，被験者を，①個々の患者，②特定の疾患に罹患した患者群，③特定の疾患に罹患していないし，検査も受けていないが，すぐに研究に利用できる患者，④健常なボランティア（例えば，研究者自身のような「選択する自由のない (captive)」人々を含む）の4種類に分け，これに応じて研究者もカテゴリー化されるべき

ことを提唱する[24]。それは，付随するリスクを考慮してのことと思われる。いずれにせよ，ヘルシンキ宣言等を参照するかぎりでも，リスク・ベネフィット分析は不可欠であるし，当該プロトコールから生じうる不都合，苦痛，損害よりも患者にとっての利益の方が上回る場合にのみ，患者はその研究に参加できるにすぎないのである。この点で，メイソン＝マッコール・スミス＝ローリーが，英国医科勅許学会（Royal College of Physicians）の報告書[25]が提唱する「最小限度以下のリスクを伴う研究」と「最小限度のリスクを伴う研究」との区別（前者は成人の尿や静脈中のサンプルを提出する場合に関係するようなリスクであり，後者は頭痛や無気力感のような穏やかな副作用の合理的可能性がある場合），さらに，「最小限度のリスクを超えるレベル」の場合には患者は以下の場合に限って参加すべきであるとの見解を支持している点[26]が注目される。

(a) 患者の疾患自体の結果としてすでに生じているリスクと比べてリスクが少ない。
(b) 疾患が深刻である。
(c) 研究から得られる知見が実践的に大きく有益である。
(d) その知見を得るための他の手段がない。
(e) 患者が完全なインフォームド・コンセントを与えている。

メイソン＝マッコール・スミス＝ローリーが言うように[27]，これらは過去10年間に出された多くの同様の文書の中に表れている見解を代表するものでもあるだけに，いずれも不可欠な要因と思われる。また，ヘルシンキ宣言も説くように，医学研究において健常なボランティアが深刻なリスクに晒されないようにとの配慮もイギリスでなされているようである。

④ つぎに，これと関連して，無作為化比較試験（randomized controlled trial）についてみておこう。メイソン＝マッコール・スミス＝ローリーは，この問題にも深く言及し，この比較試験のポイントは，患者の回復が実験のプロトコールという制約によって妨げられるか否かについてできるだけ早く結論を

呈示しなければならないこと，そして副作用が明らかになった場合には至急中止しなければならないことにある，と説く[28]。もちろん，ここで，統計学者と医師との間には葛藤があるであろうが，そもそも，無作為化比較試験はいつ終了すべきなのか，ある処置が有効であるという結論を正当化するのに十分な証拠はどの時点で獲得されるのか，あるいは副作用が出た場合にどの時点で研究計画を中止すべきか。これらの問題は，万国共通の問題である。しかし，本書で何度も確認したように，そしてメイソン＝マッコール・スミス＝ローリーも強調するように，この問題を解決するには，「患者を科学上の目的達成のための手段として用いるのではなく，目的それ自体として扱う」という基本的指針に研究者が留意することが重要である[29]。哲学者カントの命題は，イギリスにおいても根づいているようである。現実的には，研究者を不安に陥らせるというジレンマもあるが，試験を監督する責任を有する独立した監督機関ないし倫理委員会による対応が適切であろう[30]。

しかし，無作為化臨床試験には，厄介な問題がある。イギリスでも，大半の医師は，医師―患者関係が危険に晒されることを懸念するためか，無作為化臨床試験を信用していないということであるが，インフォームド・コンセントの問題には相当数の医師が関心を有しているという[31]。この点に関して，メイソン＝マッコール・スミス＝ローリーが，「いかなる処置が最善の結果を生み出すかについてプロフェッションが純粋に合意できない以上，いかなる無作為化治療的試験も倫理的にはなりえない。医師たちが確信できていない場合には，患者が自分にとって解決できない問題は何であるかを解明することは難しいであろう。」[32]，と述べているのは，正鵠を射ている。しかし，ここから彼らが「二重盲検（double blind test）」の倫理性を正当化するのは難しいと説くのは[33]，やや短絡的だと思われる[34]。

ただ，彼らがこのような疑念を抱く背景には，被験者集団についての配慮があるのであろう。すなわち，健常なボランティアを被験者として用いることには明らかに利点があるであろうが，それは非治療的研究に制限されなければならないし，また，患者を健常者のように用いてもならないと説くの

は[35]），納得のいくところである。患者に対するアクセスの容易さを理由にして臨床試験を実施してはならないであろう。その意味では，彼らが，「患者に対する非治療的研究は，特別な負担を加えないようなタイプのものに限定されるべきである。」[36]，と主張する点に賛同させざるをえない。

なお，プラシーボ（プラセボ）の使用については，メイソン＝マッコール・スミス＝ローリーも，問題の複雑性を認識しつつ，プラシーボ試験を行うことが倫理的でありかつ必要とされる，あるいは正当化される基本的条件は，第1に（そしてこれが主たるものであろうが），利用可能な実験的治療に替わるものが存在しない場合（例えば，変性神経障害(degenerative neural disease)），第2に，すでに確立した治療法に新しい治療法を加えることの効果が研究される場合である[37]，と説く。この点について，ヘルシンキ宣言(2000年改訂版) 29 項は，「新しい方法の利益，危険，負担及び有効性は，現在最善とされている予防，診断及び治療方法と比較されなければならない。ただし，証明された予防，診断及び治療方法が存在しない場合の研究において，プラシーボまたは治療しないことの選択を排除するものではない。」[38]，と緩やかに規定する。

5　ここで，被験者とインフォームド・コンセントをめぐる議論について概観しておこう。総じてイギリスは，医療問題において自己決定権に必ずしも重きを置くものではないが[39]，メイソン＝マッコール・スミス＝ローリーによれば，「患者の同意は，説明の4つの主要な基準，すなわち，実験の目的，患者および社会にとっての利益，関連するリスク，および被験者に対して開かれた代替案に基づかなければならないということは，広く合意が得られている。」[40]という。しかし，実際上，名ばかりの同意は研究者の責任を軽減する方向に傾くし，医学に関して素人の患者が，求められるような同意を与えることができるのか，専門家の意見も分かれるような場合にそのリスクを理解できるのか等々，課題はイギリスでも残る。このような不確実性に起因する注目すべき事例として，メイソン＝マッコール・スミス＝ローリーは，ある女性患者の死亡を調査する検死官裁判所(coroner's court)に登場した1981年の事件を取り上げる[41]。これは，無作為抽出された患者たちに術後に細胞毒性

の強い薬剤を投与するという結腸がんトライアル治療に15の施設が関与していた事件である。全施設が倫理委員会にプロトコールを提出していたが、そのうち11の倫理委員会がインフォームド・コンセントを得る必要はない、という結論を出した。Lancet誌は、標準的処置とかけ離れたことに関連するリスクの程度を根拠に、特別な同意が必要であるとして、一連の問題を提起した。すなわち、①もしそうであれば、いつインフォームド・コンセントは不要になりうるのか、②試験ががん治療に関係するならば、患者の苦悩を大きくすることなく、どのようにして同意は得られるのか、③試験のどの段階で同意が得られるべきか、④個々の地方倫理委員会は、研究倫理に関する国家的および国際的ガイドラインを無視する権限があるのか、と。そして、⑤どのようにして患者がそのような複雑なテーマについて理解することを期待できるのか、という点をメイソン＝マッコール・スミス＝ローリーは加える[42]。かくして、Lancet誌は、患者がマネジメントの基本計画について理解できないのであれば、患者はその試験に取り込まれるべきでない、と回答している。

　この事例は、実に興味深い。患者のインフォームド・コンセントを儀礼的に理解するのであれば、それはかえって弊害が多い。そこで、問題となるのが、同意能力のない患者の臨床研究をどうするか、である。この患者群の参加なしでは研究の進展がない場合、どのように臨床試験を行うべきかは、どの国にとっても重要な課題である。メイソン＝マッコール・スミス＝ローリーは、一定の防護柵を設けることを条件にこれを認めてもよいと考えているが、その防護柵とは、患者たちが明らかなリスクや不都合を被らないことの保障、近親者の同意および/または何らかの独立した監督者の同意が予定されている[43]。そこには、近親者の軽率な同意を独立した監督者がチェックするという配慮が働いている。また、彼らは、生物医学および人権に関する条約に対する追加議定書(案)が示す、同意能力のない者に対する研究の以下の許可条件を参照する[44]。

(i) 研究の結果が被験者の健康にとっての利益を現実的かつ直接的に生み出す可能性を有すること。
(ii) 同意能力ある者に対して行う研究では，有効性の比較ができないこと。
(iii) 可能な場合には，研究されている者は，自らの権利と予定された防護柵について情報提供を受けていること。
(iv) 被験者が以前に表明したあらゆる希望または反対意見を考慮して，必要な許可が法律上の代表者または認可機関，国家法によって定められた人または団体によって明確に書面で与えられていること。
(v) 当該関係者が研究への参加に反対しないこと。

なお，例外的に，上記(i)の要件が満たされない場合でも，次の場合に研究は許可されうるとする。すなわち，研究が「当該関係者や同年代であったり同じ疾患や障害に苦しんだりしている他者に対して利益を与えることができ，または同じような条件を持つことができる結果を最終的に達成することに寄与するという目的を持ち，同時に研究が当該個人にとって最低限のリスクと負担だけを伴うにすぎないことを条件にする場合」である[45]。これらの条件は，日本においても承認可能なものと思われる。

⑥　さらに，メイソン＝マッコール・スミス＝ローリーは，非倫理的研究者の扱い（不正に得た研究資金についての刑事責任，薬品製造者による損害賠償責任，資格停止のような懲罰手続），研究における身体的被害に対する補償，無作為サンプル試験についても言及し，簡潔ながら興味深い議論を展開しているが[46]，ここでは割愛する。

本来ならば，他の文献も渉猟して論じる予定であったが，それは別の機会に譲ることとする。イギリスを代表する医事法の書物の関係章を以上のように概観するだけでも，一定程度，イギリスの真摯な議論動向が確認できたものと思われる。

また，その他，フランスやデンマークの議論動向も重要な内容を有しているが，これらについてはすでに優れた研究があるので[47]，そちらに譲ることと

したい。いずれにせよ，医学・科学研究のグローバル化時代を迎えた現在，国際的動向は絶えずフォローする必要がある。

4　日本における被験者保護をめぐる議論の動向

1　最後に，日本における被験者保護をめぐる議論の動向について述べておきたい。最近，日本でも活発な議論が展開され始めた。以下，本書の前章までの論述を補足する範囲でそれらを取り上げ，被験者保護制度の行方を探ってみたい。

まず，制度面の変化についてみておこう。大きな動きとしては，いわゆる薬害エイズ事件やソリブジン事件等の苦い経験を踏まえ，さらには，日本，アメリカおよび EU の間での「医薬品規制ハーモナイゼーション国際会議」(ICH) が 1996 年 5 月に ICH・GCP を決定したことを踏まえ，1996 年（平成 8 年）の薬事法改正に伴い，80 条の 2 の治験の条項が，治験の依頼をした者（こちらの方が規制が多いのであるが）のみならず依頼を受けた者についても厚生省令で定める基準に従って治験をしなければならない旨を規定し，それを受けて，1997 年（平成 9 年）に「医薬品の臨床試験の実施の基準に関する省令」（いわゆる新 GCP）が定められ(3 月 27 日付)，同年 4 月 1 日から施行されたことが挙げられる[48]。GCP が省令に格上げされたことを歓迎する声があった一方で，複雑化した，しかもメーカー主導型の新システムに疑念の声も上がった。折りしも同年 12 月 7 日，第 27 回日本医事法学会研究大会がシンポジウムのテーマとして「臨床研究」を取り上げたが，その中ですでに唄孝一教授は，新 GCP について詳細に分析され，被験者の人権擁護の問題について次のように整理された[49]。

第 1 に，治験の責任体制として，(a)組織的責任主体を医療機関と明確化したこと，(b)総括医師制度が廃止され治験責任医師制度になったが，「総括医師の廃止が，反射的に治験全体に対するメーカーの責任の強調を意味するとしたら，それはそれでよいとしても，それに対抗しそれと責を分かつべきプロ

フェッション側の責任，とくに研究の責任を軽視する結果にならないか」，(c) メーカーの責任・義務が明示されたこと。第2に，医師の責任について，治験責任医師の責任については規定があるが，主治医と治験責任医師との関係 (特に説明義務) や医師以外の治験担当者 (コ・メディカル) との関係はどうなっているのか。第3に，「社会的に弱き者」という問題，すなわち，「どういう患者を治験の対象に選ぶかという，いわゆる対象の選定の問題」について，「日本のGCPは，その点で非常に規定が薄い。今回の改訂で少し強化されたが，これでもなお薄い」。とりわけ「同意の能力を欠く者」について，新GCPでは代諾者の同意による参加に道を開きつつ (省令50条2項)，一方で，「当該被験者に対して治験薬の効果を有しないと予測される治験においては，第二項の規定にかかわらず，参加させてはならない」(第50条4項) と定めて限定を加えているが，「答申GCP」(答申7-2-3-2) では，4つの場合 (「(1)治験の目的が，本人による同意が可能な被験者による治験では達成されないこと」，「(2)治験者に対する予見しうる危険性が低いこと」，「(3)被験者の福祉に対する悪影響が最小限とされ，かつ低いこと」，「(4)代諾者の同意に基づいて被験者を治験に組み入れる旨を明示した上で治験審査委員会に承認の申請がなされ，かかる被験者の参加を承認する旨が承認文書に記載されていること」) に制限を解除し，非治療的治験への参加の余地を残しているが，省令50条4項とこの4条件との関係はどのように解するか。第4に，プラシーボの問題をどうするか。

以上の指摘は，まさに正鵠を射ており，克服すべき課題である。また，同じシンポジウムで光石忠敬弁護士が指摘されたように，「製薬企業が薬の開発製造等の主体として関わる治験についてのルールが臨床研究一般に適切かどうかは一つの問題である。このGCPは，医薬品という物をコントロールするのに必要な薬事法の限界のなかで作られており，臨床医学研究一般に共通する原理原則や医の倫理と研究の倫理の相剋などに対する配慮にまでは十分に及んでいない。しかも日本のGCPは，違反した研究者・医師の業務停止，資格喪失などのサンクションを規定していない。」[50]。ここに，まさに本質的問題性が残るといわざるをえない。しかし，医療現場からもこれらの課題を受け

止めて，より良い臨床試験制度にしようという動きもあり[51]，さらに，2002年7月に改正された薬事法14条の3および80条の2の2を受けて，2003年6月12日には省令も改正され，同年7月30日から施行され，医師主導の治験の実施も可能となった[52]。この医師主導の治験導入の背景には，例えば，海外では治療に有効だと認められながら国内で承認されていない薬剤（特に抗がん剤）について，データ収集の困難性やコストとの関係で適応外使用に消極的なメーカーから主導性を医師に切り替えて裁量の幅を広げる狙いがある[53]。これまで薬剤の適応外使用についてルールがなかっただけに，これがルール化されたことは，評価したい。同時に，今後の運用や動向にも注目したい。

②　なお，これと前後して，2002年6月24日付で「疫学研究に関する倫理指針」が制定され，さらに個人情報保護法全面施行（2005年4月1日）に伴い，同指針は2004年12月28日付で全面改定された。同指針は，5条で「倫理審査委員会」について詳細な規定を設けたが，その内容は，「倫理審査委員会の責務及び構成」と「倫理審査委員会の運営」に止まっている。しかし，7条「研究対象者からインフォームド・コンセント等を受ける手続等」では，それを受けた詳細な細則を含め，「介入研究を行う場合」と「観察研究を行う場合」とが，それぞれ「人体から採取された試料を用いる場合」と「人体から採取された試料を用いない場合」とに分けて規定されており，一定の繊細な配慮が看取される。

また，治験の枠を超えて，厚生労働省の「臨床研究に関する倫理指針」が2003年7月30日付で公表され，さらに個人情報保護法全面施行（2005年4月1日）に伴い，2004年12月28日付で同倫理指針の全面改正が行われた（2005年4月1日より施行）。とりわけ同「倫理指針」第1「基本的考え方」の3「用語の定義」の(1)が，対象となる「臨床研究」を，「医療における疾病の予防方法，診断方法及び治療方法の改善，疾病原因及び病態の理解並びに患者の生活の質の向上を目的として実施される医学系研究であって，人を対象とするもの（個人を特定できる人由来の材料及びデータに関する研究を含む。）をいう。」と定義し，同(2)が「被験者」を「(1)臨床研究を実施される者，(2)臨床研究を実施される

ことを求められた者, (3)臨床研究に用いようとする血液, 組織, 細胞, 体液, 排泄物及びこれから抽出した DNA 等の人の体の一部 (死者に係るものを含む。) を提供する者, (4)診療情報 (死者に係るものを含む。) を提供する者」と広く定義している点は, 近年の議論状況を踏まえたものであり, 現時点では重要な意義を有する。そして, 何よりもインフォームド・コンセントの規定内容 (第4の1) が, 以下のように, かなり充実したものとなっている。

(1) 研究者等は, 臨床研究を実施する場合には, 被験者に対し, 当該臨床研究の目的, 方法及び資金源, 起こりうる利害の衝突, 研究者等の関連組織との関わり, 当該臨床研究に参加することにより期待される利益及び起こりうる危険, 必然的に伴う不快な状態, 当該臨床研究終了後の対応, 臨床研究に伴う補償の有無その他必要な事項について十分な説明を行わなければならない。
(2) 研究者等は, 被験者が経済上又は医学上の理由等により不利な立場にある場合には, 特に当該被験者の自由意思の確保に十分配慮しなければならない。
(3) 研究者等は, 被験者が(1)の規定により説明した内容を理解したことを確認した上で, 自由意思によるインフォームド・コンセントを文書で受けなければならない。
(4) 研究者等は, 被験者に対し, 当該被験者が与えたインフォームド・コンセントについて, いつでも不利益を受けることなく撤回する権利を有することを説明しなければならない。

さらに, 第4の2で「代諾者等からインフォームド・コンセントを受ける手続」を定め,「(1)研究者等は, 被験者からインフォームド・コンセントを受けることが困難な場合には, 当該被験者について臨床研究を実施することが必要不可欠であることについて, 倫理審査委員会の承認を得て, 臨床研究機関の長の許可を受けたときに限り, 代諾者等からインフォームド・コンセン

トを受けることができる」とし、「(2)研究者等は、未成年者その他の行為能力がないとみられる被験者が臨床研究への参加についての決定を理解できる場合には、代諾者等からインフォームド・コンセントを受けるとともに、当該被験者の理解を得なければならない」と規定している。詳細は細則に委ねているが、ルール化に一定の評価を与えつつも、国際的動向を踏まえ、同意能力のない被験者に対してもう少し繊細な配慮が必要なように思われる[54]。もちろん、指針レベルのものだけに、拘束力において不安を残すが、細部の詰めを含め、今後は、立法化に繋げる必要があるように思われる。

以上のような状況を踏まえると、本書第6章で述べたように、被験者保護のためには結局は倫理委員会の機能を十全なものにするほかないように思われるし、さらには、後述のように、やはり基本となる被験者保護法を制定するしか、根本的な解決はないものと思われる。

[3]　つぎに、臨床試験に関する判例の動向についてみておこう。本書第2章の元になる論文執筆以降も刑事判例はないが、臨床試験の法的問題に関して特に重要と思われる民事判例がいくつかある。

第1は、東京大学医学部附属病院の医師が原告患者の右頸部のリンパ節腫脹を悪性腫瘍と診断し、さらに同大学医科学研究所附属病院の医師が速中性子線照射治療をした結果、放射線脊髄炎を発症させた点について過失が争われた事例（東京大学医学部附属病院・同医科研病院事件：第1審；東京地判平成4・4・10判時1452号60頁、第2審；東京高判平成6・1・24判タ873号204頁）である。第1審は、前者の行為について過失を否定したが、後者の行為については、「本件当時、速中性子線の正常細胞に与える危険性については、未だ定まったものはなく、試行的に使用されていた。」、と認定し（実際にも昭和56年当時では、全世界で、速中性子線治療を実施しているのは15の施設にとどまり、それもトライアル（試行）として実施されている旨も付言している）、緊急性もなかったことから、次のように判示し、医師の使用者である国に対して総額1億4,141万円余りの損害賠償責任を認めた。

①「速中性子線治療は，低酸素性の癌細胞に対しては他の放射線による治療と比較し優位性がある反面，そのRBE値[同じ量の放射線が一定の組織や臓器に与えられた場合でも，その線質によってその効果が異なるという生物学的効果比のこと——判決文の他の箇所より筆者引用]は数倍高く，正常細胞に対する放射線損傷の危険は高いという特徴があって一般的には試行の段階にある治療法であり，また，医科研のサイクロトロンによる速中性子線治療は，開始後三年数か月しか経過しておらず，しかも本件腫瘍の治療を実施するためには脊髄に対しても直接照射することは避けられず，脊髄に対する放射線損傷の危険を伴うものであるから，X医師が当初の段階で病理学的組織診断として腫大リンパ節からの生検又は穿刺細胞診を実施しなかったこと自体は相当性を欠くとは言えないのであるが，前記の緊急性の程度に照らして考えると，このような特異性と危険性を有する治療法を採用するに当たっては，本件腫瘍が低酸素性の癌細胞であり，速中性子線治療が有効であることを生検等により病理学的に診断し，脊髄に対する照射による晩期障害発生の危険性を避けることが可能な部位であるかを確認した上で実施すべきであったと言わねばならない。」。

②「速中性子線治療の以上のような特異性と危険性についてはX医師にも医科研のY医師と情報交換すれば十分予見できたはずであり，仮に本件腫瘍がX医師の疑ったリンパ上皮腫あるいは悪性リンパ腫であったとしても，これらは低酸素性の癌細胞ではなく，前記のとおり本件腫瘍を治療しようとする医科研のサイクロトロンでは脊髄への照射は避けられなかったことからすると，本件は診断が不確実であり，かつ，緊急性に乏しく，また予想された悪性腫瘍に対する有効性が低いと推測される反面，脊髄に対する照射による障害発生の危険性の高い状況にあったのであるから，このようなケースにおいて，直ちに試行的に実施されている速中性子線治療を選択することは避けるべきであったと言わねばならない。それにもかかわらず，X医師は，Y医師との情報交換をせず，速中性子線治療の特異性，危険性を何ら顧慮することなく，生検を実施しないまま医科研のZ及びY医師に放射線の選択を委ね，その実施を承諾したことは主治医としての前記義務に違反する行為であると言わねばならない。」。

③「また，Y医師は，本件速中性子線治療には前記のような特異性と危険性が存することは十分に認識できる立場にあったのであるから，主治医であるX医師にこれを伝え，本件腫瘍が医科研の速中性子線治療に達したものであるかについてX医師と意見交換をしてこれを実施すべきか否かを判断すべきであった。しかし，Y医師は，速中性子線治療一般及び医科研のサイクロトロンの特徴を何らX医師に伝えることなく，また，本件腫瘍が何であるかについて十分な確認もせずに，ただ速中性子線治療を開始することの連絡をしただけであり，さらにX医師から上咽頭への照射はしないよう求められていたにもかかわらず，それが不可能である旨を事前に連絡せずにこれを実施したものであり，右は放射線科の医師としての前記義務に違反する行為であると認められる。」。

第1審判決は，本件速中性子線治療をトライアル（試行）として位置づけたうえで，当該医師らの行為の過失を認定した点に意義がある。しかし，本判決は，当該行為の違法性を正面に据えた論理展開ではなく，本書第2章で取り上げた東北大学附属病院インシュリン・ブドウ糖負荷試験事件判決（第1審；仙台地判昭和52・11・7判時882号83頁，第2審；仙台高判昭和62・3・31判時1234号82頁）の域を出ていない。

　なお，第2審（東京高判平成6・1・24判タ873号204頁）は，悪性腫瘍と診断したことについては過失を否定し，速中性子線治療を開始したことについても過失を否定したが，同治療の継続については，生検の結果，本件腫瘤が悪性でないことが判明したことに注目して，同治療の危険性を指摘しつつ，同治療を継続すべきかどうかは状況の変化に応じ検討を重ねるべきだという観点から，生検結果が出た時点で照射を止めれば，「正常組織に損傷を及ぼす危険性は少なくて済んだ」として上記医師らの注意義務違反を認定している[55]。

　ところで，この時期，第1審判決を最初に取り上げて論評を加えられた中村哲判事は，試行的な治療行為に関する「医師の説明と患者の同意」に際して配慮すべき特殊性について，「試行的な治療行為は，それまでに採られてきた治療行為と方法，内容，効果などいかなる点について相違があるのか，その相違を踏まえていずれが優れているのか，常に問題とされる」という観点から，「特に，試行的な治療行為の場合には，試行的であるが故に当初の予測を超えた事態が発生する危険性が常に存在し，その発生の可能性も確立された一般的治療行為よりも高い」が，「試行的な治療行為の要件をあまりに厳しくすると，それによって医師が患者のためによいと考える新しい治療方法を避け，従前の旧態依然として採られている法的に問題とされる可能性がほとんどない治療方法を選択するという自己防衛的な対応に終始する可能性がでてくる。そのようになると人類の将来という観点からみた場合，人の福祉，健康に欠くことができない，医学・医療の進歩を妨げることになる。」[56]，と指摘して，医師が患者に対して具体的に説明すべきこととして，次の10項目を挙げられた。すなわち，(1)試行的な治療行為であること，(2)試行的な治療行

為の当該疾患に対する有効性とその有効性に対する合理的根拠, (3)当該患者に対して試行的な治療行為を採るべき必要性とその必要性に対する合理的根拠, (4)院内を含めて当該医療機関で採られる試行的な治療行為の実施の成否を含めてそれを審査する第三者機関の存在の有無, それが存在する場合には, そこでの承認の有無, (5)試行的な治療行為を採用した場合のリスク（副作用の発生を含めて）, 特に, それによって患者の死亡や同人に対して重大な後遺障害を残す危険性のある場合には, その危険性の具体的内容及びその発生の程度, (6)上記危険性のある場合, その危険性が具体化した場合における医師（病院も含めて）の対応措置の内容, (7)上記(3)と関連するが, 当該疾病に対して, 従来採られてきた治療方法がある場合には, 対処療法を含めてその内容及びその効果の程度, 従来採られてきた治療方法と試行的な治療行為との比較（患者に与える苦痛の内容, 程度, それぞれの治療行為が有する有効性とリスク）, (8)当該医師を含む当該医療機関での同行為の試行の程度, その際の結果を含めた内容, 当該医療機関以外の機関での試行の程度, その際の結果を含めた内容, (9)患者は, 医師から説明を受けた試行的な治療行為を拒否することができ, 拒否した場合にも, 医師から何らの不利益処置も受けないこと, (10)患者は, 一旦, 試行的な治療行為を自己に対して採ることを承諾した場合でも, その行為の前のみならず, 当該行為の継続中においても, いつでもその行為の拒絶, 中止を述べることができること（なお, 事実の問題として, 一旦, 当該治療行為を実施した場合には, その際の状況によって後戻りできない場合もあり, そのような場合には, 中断, 中止の申し入れをしても無意味な場合がある。)[57]。

　この中村判事の提言は, 今日においても妥当する内容を具備しており, 当時も即座に金川琢雄教授の賛同を得ていた[58]。中村判事は, さらに進んで, 私見を含む学説および判例を踏まえて試行的な治療行為として許容される場合の要件を検討するにあたり, 以下の 10 の考慮要因を挙げられる。すなわち, ①試行的な治療行為を行う目的及びその目的の主従関係（患者に対する治療目的と実験目的）（目的性）, ②試行的な治療行為の方法・内容を含めた医学的, 臨床的根拠の有無(合理性), ③試行的な治療行為それ自体の医療水準適合性の有無

(水準適合性)，④試行的な治療行為の当該具体的な患者に対する適応性の有無(適応性)，⑤試行的な治療行為の当該具体的な患者に対してなすべき必要性の有無(必要性)，⑥試行的な治療行為に対応する旧来の治療方法の有無(補充性)，⑦上記⑤の必要性の有無の判断の際の旧来の治療行為との比較対照(優越性)，⑧試行的な治療行為が人体実験的側面を有していることから，それによる副作用防止のための方策の有無，⑨一旦始められた試行的な治療行為に対する，それの継続，取り止めに対する判断時期(未知との遭遇という側面があるため)，⑩試行的な治療行為を採った場合における当初から発生することが予測された危険な事態ないしその発生が予測しえなかった危険な事態が発生した場合の対応，対処方法の具体化の有無[59]。

　これらの考慮要因も，基本的に妥当と思われる。とりわけ，目的性，合理性，水準適合性，適応性，必要性，補充性，優越性は，きわめて重要なものであり，正当化要件の柱となりうるものである。なお，中村判事は，私が緊急性も挙げている点[60]に疑問を呈示されている[61]。私が緊急性を持ち出しているのは，リスクとの相関関係を考慮してのことである。安全性が高く保障された段階での臨床試験であれば，何も緊急性を持ち出す必要はない。しかし，他に代替手段がなく，しかも当該新規療法がなお安全性を十分に保障するにはデータ不足であるような場合，緊急性が高ければ，やむなくその療法を選択せざるをえないとすれば，当該患者(場合によってはその近親者)の要請を受けてその療法を実施することは，少なくとも刑法上は「正当化事由の競合」という超法規的な正当化事由として考えてもよいのではないかと考える。例えば，部分生体肝移植の第1号事例となった島根医科大学附属病院の事例がそれに当たると思われる。したがって，緊急性は，あくまで補完原理であり，緊急性がすべてを正当化する要因ではないことを改めて確認しておきたい。また，生命に対するリスクが著しく高い場合に，患者の要求だからといって臨床試験を実施することは，いわゆる「危険の引受け」論を考慮しても正当化困難と思われる。

　なお，中村判事が，「本件判決の事例のように，ある診断を前提として試行

的な治療行為を採るような場合で同行為によって死亡や重篤な後遺障害などの発生の危険性が予測される場合には，本件判決で明示されているとおりその診断の確実性が要求される。」[62]，と指摘され，さらに，「試行的治療行為を行うにあたって医師がなすべき説明は，ある疾病に対して通常行われる可能性の高い医療水準にしたがった治療行為のそれに比して，その必要性が高く，必要不可欠な条件ともいうべきもので，試行的治療行為における医師の説明それ自体と同治療行為とは一体のものと評価すべきものである。しかも，試行的治療行為は，医師のそれに対する説明の有無にかかわらず，ある疾病を持つ患者に対して，通常採られる処置といえず，患者としても，試行的治療行為が実質的側面を有していることから，仮に，それ自体が医師としてなすべき注意義務を履行していたとしても当該行為を採ることを直ちに許容しているとは思われない。したがって，右のような事情から試行的治療行為が介在する場合については，医療水準にしたがった適切な手術，検査，経過観察などの治療行為が介在した場合と異なった考え方をとることが相当である。」[63]，と指摘されるのは，正鵠を射たものと思われる。

いずれにせよ，このような問題意識を持つ現職の裁判官がこの時期に登場したことの意義は，実に大きなものがあるといえる。

<u>4</u>　第2に，医師が卵巣癌の患者に対し薬事法に基づく承認前の治験薬（第II相段階の254S）を投与したところ，骨髄機能に重篤な障害を来し，血小板減少，白血球減少等により約4か月後に死亡したことにつき，同医師にはインフォームド・コンセント原則違反等があったとして損害賠償責任が肯定された愛知県がんセンターの事例（名古屋地判平成12・3・24判時1733号70頁）がある。本判決は，臨床試験の本質に迫った画期的な判決であるので，以下，その論理の重要部分を解題調で抜粋しつつ分析しておこう[64]。

①まず，判決は，被告Xの本件診療契約上の債務の不完全履行または医師としての過失について次のように論じる。

　　「被告Xは，A子に対する卵黄嚢腫瘍の治療をするに当たり，当時標準的治療

法とされ，薬理上も高度の合理性を備えたPVB療法を採用せず，かえって，未だ十分に安全性，有効性が確認されておらず，むしろ，第一相の臨床試験からは骨髄毒性による重篤な造血機能障害の危険性が指摘され，かつ，シスプラチンよりは治療効果が弱いと報告されていた本件治験薬の使用を決め，使用方法も，本件プロトコールが被験者保護の見地から定めた投与量，投与間隔に適合せず，禁止事項とされた他の抗癌剤との併用を行った上，A子の血小板減少がグレード四の段階に達しても，投薬中止，骨髄機能回復確認等の一般的処置を採らず，重篤な血小板減少症の発現が高度の蓋然性を持って予見できたにもかかわらず，同じく骨髄毒性を用量制限因子とする二つの抗癌剤である本件治験薬とビンブラスチンを併用し，かつ，本件治験薬を過剰投与して，あえて骨髄毒性を増幅させる本件三剤の化学療法等を継続した結果，骨髄抑制に伴う出血と感染のためA子を死亡するに至らしめたものと認められるから，被告Xは，医師として，A子の疾病に関する当時の医療水準に適合する診療行為を行い，かつ，患者の危険防止のため当時の医学的知見に基づく最善の措置を採るべき注意義務に違反したほか，被告愛知県の履行補助者として，A子の人権を尊重しつつ，専門医として要求される高度の知識・技術を駆使して適確な診断を行い，必要な処置を遅滞なく実施し，もってA子の疾病の回復を図るため最善の診療を給付することを内容とする本件診療上の債務を履行するにつき，不完全があったというべきである」。

この部分は，医師の過失を認めざるをえず，特段のコメントを付す必要もないであろう。

②重要なのは，プロトコール違反について深く言及している点である。判決は，次のように述べる。

「患者を被験者とする第二相の臨床試験は，人体実験の側面を有するものであって，医療行為の限界に位置するから，専門的科学的検討を経て策定された治験計画(プロトコール)に基づき，被験者の保護に配慮し慎重に実施される必要があり，とりわけプロトコール中被験者保護の見地から定められた規定に違反する行為は，特別の事情がない限り，社会的にも許容することができず，社会的相当性を逸脱するものとして違法と評価されるべきである。そして，右(1)の被告Xの本件プロトコール違反を見れば，第一相の臨床試験の結果判明した本件治験薬の骨髄毒性から被験者を保護するため，本件プロトコールが症例選択の条件，投与量，投与方法等について定めた重要な規定に違反したものであり，その違反の程度も重大であって高度の危険性があり，かつ，右違反行為によって侵害された法益も重大であるから，当該行為の利益侵害行為としての態様及

び被侵害利益の重大性の観点から考察しても，私法上違法性を帯びるものであることが明らかである」。

　従来，プロトコール違反についてここまで踏み込んだ判決はないだけに，この部分は重要である。そして，「してみれば，被告Xの本件プロトコール違反行為は，第二相臨床試験の被験者であり，患者であるA子に対し，治験薬を使用して診療行為を行う場合に医師が遵守すべき注意義務に違反した不法行為であり，かつ，前述した医療上の利益給付を内容とする本件診療契約上の債務の不完全履行というべきである。」，と結論づける。プロトコール違反を不法行為であり債務の不完全履行であるとした点は，今後のこの種の問題にとって重要な意義を有する。

　③さらに重要なのは，判決が臨床試験におけるインフォームド・コンセント原則違反について詳細な議論を展開している点である。本書で主張したい部分がここに凝縮されていると言っても過言ではない。判決は，まず，一般論として，次のように述べる。

　　「人体実験の側面を有する臨床試験の実施が，倫理的に許容されるためには，情報を開示した上，被験者から同意を得ることが必要不可欠であるが，法律的にこれを考察した場合においても，個人は生得の権利として自己の身体の完全性の利益が認められ，承諾を与えていない介入行為から自己の身体を守る権利があり，臨床試験に限らず少なからぬ医的侵襲や危険を伴う医療行為については，これを受けるかどうかは患者が決定する権利があるものというべきであり……，したがって，そのような医療行為を行おうとする場合，医師は，当該医療行為の内容，必要性，危険性等について説明し，患者の同意を得る必要があるものというべきであり，このようなインフォームド・コンセント原則は，患者に対し医学的便益を提供して疾病や傷害を癒し，他方不要な苦痛は与えないように配慮して患者の福利を高めるべき診療契約上の受任業務の内容からも，導き出すことができよう（例えば，薬の副作用についての注意，適切な自己管理の指示，検査結果に関する情報提供あるいは医師が自己の医学的技術・判断を超えると判断した場合の転医転送（他の専門医への受診の勧告）など，医師が患者の福利のため適切な処置及び配慮をすべき義務を医師の療養指導義務として捉え，インフォームド・コンセント原則をこれに含める議論もあるから，準委任契約である診療契約上の義務と考えることも可能である。）。

　もとより，医療行為は，高度の専門性を有し，人の生理機能という複雑な機

序を持ちかつ個体差のある事象を対象とし，学理上あるいは臨床上困難な判断を求められることも少なくない上，人の生命，身体という社会にとって基本的かつ重大な利益にかかわるものであるから，専門的な教育を受け，知識，経験を積んだ資格のある医師のみがこれを行うことができるとされ，また，複雑かつ専門的な事象に適切かつ臨機応変に対応する必要から，医師の診療行為には一定の裁量権が承認されなければならない。しかしながら，人の生命，身体に最も切実で究極的な利害関係を有するのはこれをその存在の基盤とする当該個人自身であることはいうまでもなく，したがって，医療の現場においても，自己の身体に対し少なからぬ医的侵襲や危険を伴う医療行為については，自己決定権という患者固有の人格権に基づき，患者自身がその許諾の意思決定をする権利を有するものというべきである。すなわち，医療行為の専門性に基づく医師の裁量権とはいっても，患者の生命，身体の利益を守るという医療上の目標を達成するために認められているのであって，これによって，患者の自己決定権が相対化されると解することはできない。右の意味で，インフォームド・コンセント原則とは，医療上のパターナリズム（父親が子の福利のため必要な行為や配慮をするが，子に選択や責任を認めないやり方）を基準にして，医師の診療態度の当否を議論することではなく，患者固有の自己決定権を承認し，医療に対する主体的関与を認める考え方である。

してみれば，インフォームド・コンセント原則に基づき，患者の同意を得る前提として，医師が尽くすべき説明義務の範囲は，患者が，医師から提示された医療行為について，主体的な判断による同意又は拒否の意思決定をするため，通常重要と考えられる事実や状況の説明であり，一般的には，(1)患者の病気の性質，(2)医師の採ろうとする医療行為の内容及び相当性，必要性，(3)当該措置の危険性及び予後の判断，(4)代替治療の存否等であると考えられる。」。

判決は，この後，新薬の臨床試験の際のインフォームド・コンセントに関する旧 GCP や米国 FDA 規則に言及しつつ，説明義務について次のように論理を展開する。

「被告 X の A 子に対する本件診療当時においても，臨床試験を行い，あるいは治験薬を使用する治療法を採用する場合には，インフォームド・コンセント原則に基づく説明義務として，一般的な治療行為の際の説明事項に加えて，当該医療行為が医療水準として定着していない治療法であること，他に標準的な治療法があること，標準的な治療法によらず当該治療法を採用する必要性と相当性があること，並びにその学理的根拠，使用される治験薬の副作用と当該治療法の危険性，当該治験計画の概要，当該治験計画における被験者保護の規定

の内容及びこれに従った医療行為実施の手順等を被験者本人(やむをえない事由があるときは家族)に十分に理解させ，その上で当該治療法を実施するについて自発的な同意を取得する義務があったというべきである。」。

「臨床試験は，被験者保護の観点からも治験計画に基づき慎重に実施される必要があり，本来プロトコール違反の行為があってはならないものであるから，本件プロトコール中のインフォームド・コンセントに関する(4)の規定は，そのような恣意的な医療行為が行われることを防止する目的もあって，被験者に対し，研究の目的，方法，危険性，副作用等を説明し，理解と同意を得るべきことを定めたものと解され(だからこそ，被告Ｘにおいても，事前に，被告病院の倫理委員会に対し，臨床試験を本件プロトコールに基づいて行うとか，第一相臨床試験の研究で検討された安全域で行う旨を記載した倫理審査申請書を提出していたものと考えられる。)，プロトコールに違反する場合の説明義務を予定していたとは考え難いが，あえて，本件プロトコール中症例選択条件や治験薬の投与量及び投与間隔並びに他の抗癌剤との併用禁止など被験者保護の各規定に反する危険な医療行為を実施しようとする場合は，その旨及びその必要性，高度の危険性について具体的に説明し，被験者がその危険性を承知の上で選択権を行使するのでなければ，被験者の自己決定権を尊重したことにならないことはいうまでもない。」。

判決がこのような基本原則を縷々説いていることに感銘を覚える。そして，判決は，本件の判断に移る。

④判決は，本件のＸ医師が患者Ａ子に一定の説明をし，承諾を得たとの反論に対し，次のように述べて，その不十分さを指摘した。

「そのような説明によっては，Ａ子の疾病に対する標準的治療法がＰＶＢ療法であり，本件治験薬を使用した治療法が医療水準として定着していない治療法であること，本件治験薬と同じ骨髄毒性を有するビンブラスチンとの併用療法が高度の危険性を有することを理解させるには十分とはいえないだけでなく，Ａ子の身体状態(主要臓器等)が，本件プロトコールの定める症例選択の条件を具備していなかったこと，被験者保護の見地から設けられた本件プロトコールの規定に違反する投与量，投与方法をあえて採用することの説明がない上，前示のとおり，Ａ子に対し標準的治療法であるＰＶＢ療法を施行することに支障がなく，また，本件治験薬を使用する治療法が，ＰＶＢ療法より治療効果があると認めるべき学理上の合理的根拠や臨床上の知見もなかったのであるから，被告Ｘは，Ａ子に対し，正しい情報を怠ったものというほかない。してみれば，かかる状況のもとで，仮に被告Ｘ本人の供述するとおり，Ａ子が，薬のことはよく分からないので被告Ｘに任せるとか，被告Ｘが最もよいと考える治療をし

てほしいと答えたとしても，A子が，本件化学療法の危険性等を十分理解した上で，自律的判断に基づき主体的な意思決定としてこれを承諾したものということはできないことが明らかである。」。

かくして，判決は，「被告Xは，医師として，A子の疾病に関する当時の医療水準に適合する診療行為を行い，かつ，患者の危険防止のため当時の医学的知見に基づく最善の措置を採るべき注意義務に違反したほか，臨床試験のため治験薬を使用する化学療法を行う場合に尽くすべき注意義務にも違反し，かつ，インフォームド・コンセント原則にも違反し，その結果A子を死亡させたものであるから，不法行為責任に基づき，A子や原告B男の被った後記損害を賠償すべき義務がある。」，と結論づけた（愛知県についても損害賠償責任を肯定した）。

以上のように，まさに本判決は，臨床試験に起因する法的問題の核心を衝いた名判決と評価できる。本判決により，日本でも，ようやく臨床試験における被験者の法的保護が裁判実務でも本格的に動き出したといえる。

⑤　第3に，臨床試験の問題が直接の争点というわけではないが，実質的にはそれに近い事例として，乳がんの手術にあたり，当時医療水準として未確立であった乳房温存療法について，医師が知る範囲で説明すべきであったのに説明せず，乳房の膨らみをすべて取る胸筋温存乳房切除手術を行った医師について診療契約上の義務があるとされた事例（最三小判平成13・11・27民集55巻6号1154頁，判時1769号56頁）を簡潔に取り上げておこう。

第1審（大阪地判平成8・5・29判時1594号125頁）は，他に選択可能な有効かつ安全な療法である乳房温存療法について説明義務違反を認め，医師Xに慰謝料200万円と弁護士費用50万円の賠償を命じたが，第2審（大阪高判平成9・9・19判時1635号69頁）は，乳房温存療法についての説明義務を認めつつ，本件では一応の説明をしており，同療法の実施率の低さや安全性について確立したものでなかったので，それ以上の説明まで要求できないとして，原告Aの請求を棄却した。これに対して，最高裁第三小法廷は，次のような論理で原審

に差し戻す判決を下した。

　①「医師は、患者の疾患の治療のために手術を実施するに当たっては、診療契約に基づき、特別の事情のない限り、患者に対し、当該疾患の診断(病名と病状)、実施予定の手術の内容、手術に付随する危険性、他に選択可能な治療方法があれば、その内容と利害得失、予後などについて説明すべき義務があると解される。本件で問題となっている乳がん手術についてみれば、疾患が乳がんであること、その進行程度、乳がんの性質、実施予定の手術内容のほか、もし他に選択可能な治療方法があれば、その内容と利害得失、予後などが説明義務の対象となる。〔原文改行〕本件においては、実施予定の手術である胸筋温存乳房切除手術について被上告人が説明義務を負うことはいうまでもないが、それと並んで、当時としては未確立な療法(術式)とされていた乳房温存療法についてまで、選択可能な他の療法(術式)として被上告人に説明義務があったか否か、あるとしてどの程度にまで説明することが要求されるのかが問題となっている」。
　②「医療水準として確立した療法(術式)が複数存在する場合には、患者がそのいずれを選択するかにつき熟慮の上、判断することができるような仕方でそれぞれの療法(術式)の違い、利害得失を分かりやすく説明することが求められるのは当然である。〔原文改行〕しかし、本件における胸筋温存乳房切除手術と乳房温存療法のように、一方は既に医療水準として確立された療法(術式)であるが、他方は医療水準として未確立の療法(術式)である場合、医師が後者について常に選択可能な他の療法(術式)として説明すべき義務を負うか、また、どこまで説明すべきかは、実際上、極めて難しい問題である。」。
　③「一般的にいうならば、実施予定の療法(術式)は医療水準として確立したものであるが、他の療法(術式)が医療水準として未確立のものである場合には、医師は後者について常に説明義務を負うと解することはできない」が、「少なくとも、当該療法(術式)が少なからぬ医療機関において実施されており、相当数の実施例があり、これを実施した医師の間で積極的な評価もされているものについては、患者が当該療法(術式)の適応である可能性があり、かつ、患者が当該療法(術式)の自己への適応の有無、実施可能性について強い関心を有していることを医師が知った場合などにおいては、たとえ医師自身が当該療法(術式)について消極的な評価をしており、自らはそれを実施する意思を有していないときであっても、なお、患者に対して、医師の知っている範囲で、当該療法(術式)の内容、適応可能性やそれを受けた場合の利害得失、当該療法(術式)を実施している医療機関の名称や所在などを説明すべき義務がある……。乳がん手術は、……患者自身の生き方や人生の根幹に関係する生活の質にもかかわるものであるから、……選択可能な他の療法(術式)として乳房温存療法について説明すべき要請は、このような性質を有しない他の一般の手術を行う場合に比し、一層強まるものといわなければならない。」。

④「被上告人は，この時点において，少なくとも，上告人の乳がんについて乳房温存療法の適応可能性のあること及び乳房温存療法を実施している医療機関の名称や所在を被上告人の知る範囲で明確に説明し，被上告人により胸筋温存乳房切除手術を受けるか，あるいは乳房温存療法を実施している他の医療機関において同療法を受ける可能性を探るか，そのいずれの道を選ぶかについて熟慮し判断する機会を与えるべき義務があったというべきである。」。

この最高裁判例は，実に含蓄深い内容を含んでおり，学説からも好意的に受け止められている[65]。他の治療方法の選択可能性を説明義務の内容に据えた最高裁のこの判断は，大きな潮流を形成するものであり，臨床研究との関連でも，医療現場および法曹実務にも大きな影響を与えることは必至である。

6　第4に，金沢大学附属病院「無断臨床試験」事件第1審判決（金沢地判平成15・2・17判時1841号123頁）は，卵巣がんに対する化学療法として，CAP療法（抗悪性腫瘍剤シスプラチンに抗悪性腫瘍剤サイクロフォスファミドおよびアドリアマイシンを加えた併用療法）とCP療法（CAP療法からアドリアマイシンを除いた療法）との無作為比較臨床試験を行うにあたり，X医師が患者A子（粘液性腺がんに罹患）の同意を得ずにこれを実施した事案について，次のように判示し，被告側の行為の違法性を認め，原告の主張を認めた[66]。

①「当裁判所は，医師が患者を試験ないし調査の対象症例とすることについて患者に対するインフォームドコンセントが必要か否かは，その試験ないし調査が『比較試験』に該当するか否かによってアプリオリに決まるものではなく，具体的な試験ないし調査のプロトコールの内容，実際にその患者に施された治療の内容等が，インフォームドコンセントの趣旨に鑑みて，その説明を必要とするものであるか否かによって，判断されるべきものであると考える」。
②「一般に，癌患者に対して化学療法を施す場合，使用する抗がん剤が相当程度の副作用を生じさせるものであるから，医師には，患者の自己決定権を保障するため，その患者に対し（患者本人に対して癌告知ができない場合には家族に対し），患者の現在の症状，治療の概括的内容，予想される効果と副作用，他の治療方法の有無とその内容，治療をしない場合及び他の治療を選択した場合の予後の予想等を説明し，その同意を得る診療契約上の，若しくは信義則上の義務があるというべきである（本件において，X医師は，上記の説明義務は果たしたものと認められる）。しかし，その薬剤を用いて一般的に承認されている方法の治療をす

る限りにおいて，医師が，投与する薬剤の種類，用量，投与の具体的スケジュール，投与量の減量基準等の治療方法の具体的内容まで説明しなくても違法とは言えないと考えられる。なぜなら，刻々と変化する患者の病状にしたがって臨機に適切な処置を必要とされる医療の本質から，治療方法のすべての具体的内容について医師の説明と患者の同意を要すると解するのは不可能であって，上記の具体的内容は，まさに医師がその専門的知見に基づいて決定するべきこととして，医師の裁量に委ねられていると解せられるからである。この点を患者の立場から見れば，一般に，患者は，医師が，患者の現在の具体的症状を前提に，患者が自己決定し，医師と患者との間で確認された治療の目標（いかなる副作用が生じようとも治癒を目標とする場合もあるし，激しい副作用を起こさない範囲での治癒を目標とする場合もあるし，むしろ苦痛を軽減して残された時間を充実させることを目標とする場合もあると思われる。）を達成することだけを目的として，許された条件下で最善と考える方法を採用するものと信じており，その信頼を前提に，治療方法の具体的内容を専門家である医師の合理的裁量に委ねるのが通常の意思であると考えられる。そして，この信頼こそが医師に上記裁量が与えられる基礎であるということができる。」。

③「そうすると，医師が治療方法の具体的内容を決定するについて，上記目的（以下「本来の目的」という）以外に他の目的（以下「他事目的」という）を有していて，この他事目的が治療方法の具体的内容の決定に影響を与え得る場合，医師には上記裁量が与えられる基礎を欠くことになるから，医師が医療行為をなす上で必須である上記裁量を得るためには，その他事目的について患者に説明し，その同意を得ることが必要である。すなわち，本来の目的以外に他事目的を有している医師が医療行為（当然上記裁量を随伴する）を行おうとする場合，患者に対し，他事目的を有していること，その内容及びそのことが治療内容に与える影響について説明し，その同意を得る，診療契約上のもしくは信義則上の義務があるということができるのである。」。

かくして，第1審は，「X医師が，A子を本件クリニカルトライアルの対象症例にはしたものの，本件プロトコールにこだわらず，A子に最善の治療方法を選択したと認められる特段の事情のない限り，X医師としては，A子に対し，本件クリニカルトライアルの対象症例にすることについて説明し，その同意を得る義務があったというべきである。」と認定し，「A子に対する説明とA子の同意を得ることなく，A子を本件クリニカルトライアルの対象症例として登録し，本件プロトコールにしたがった治療をしたX医師の行為は，A子の自己決定権を侵害する不法行為であるとともに，診療契約にも違

反する債務不履行にも当たる。」，と判示した。

　本判決は，診療の目的を「本来の目的」，研究の目的を「他事目的」という具合に分類して議論を展開していること等の問題はあるにせよ[67]，本件の問題を注意義務違反（過失）として処理するのではなく，臨床試験の本質に言及して本件行為の自己決定権侵害の違法性を正面から認定したものであり，上述の愛知県がんセンター事件判決とともに注目に値する。この趣旨の判例が相次いで出たことで，今や臨床試験をめぐる法的判断において被験者保護を重視した一定の潮流が形成されたといってよいと思われた。

　ところが，第2審（名古屋高判平成17・4・13判例集未登載）は，「A子にCP療法が行われた平成10年1月当時において，進行期II以上の卵巣がんの患者に対する化学療法としてのCAP療法又はCP療法におけるシスプラチンの投与法（投与量，サイクル）に関しては，我が国において医学的に確立された標準的投与量があったわけではないのであるから，投与すべき用量・用法に関する投与法が，シスプラチンの添付文書上の用量・用法の範囲内にある限り，医師の合理的な裁量に委ねられていた」として，慰謝料認容額を60万円に減額し，第1審判断と逆行する判断を示した[68]。光石忠敬弁護士が，即座にその論理を批判しているように[69]第1審の裁量論とは異なり，第2審の論理は，臨床試験の主体性を被験者から奪い取り，再び医師の裁量に移譲するものであって，これまでの判例・学説の努力を骨抜きにするものといえる。本件は上告中とのことであり，臨床試験の問題性を自覚した最高裁の良心的判断が待たれる。

7　以上，臨床試験に関する最近の判例の動向をみてきたが，全体としては，被験者保護の方向へ固まりつつあるように思われる。そして，一連の判例はいずれも民事判例であるが，それは，ある意味では健全なのかもしれない。著しい濫用行為がない以上，刑事制裁は控えるべきであろう。しかし，それは，刑法がこの問題に無関心であってよいということであってはならない。絶えずその動向を見守り，著しい濫用行為には，厳然と対処すべきである。それは，本書第2章でみた過去の事例が示している。その際に，ここで

概観した民事判例に現れた中核部分は，参考になるものを含んでいると思われる。

　最後に，立法論を正面に据えた被験者保護のための新たなシステム構築の提言について簡潔にみておこう。注目すべきものとして，光石忠敬弁護士らは，「研究対象者保護法要綱試案」を提言している[70]。同試案の特徴は，4点ある。①「丸ごとの人を直接対象とする研究のみならず，人体の一部やその情報を対象とする研究，医学研究以外の科学研究をも規律対象とする」，②「対象者の保護および研究の公正さの確保を法律の目的とする」，③「研究の審査体制を個々の研究機関から独立した公的なものとして設計する」，④「計画段階および実施中の研究評価に関し，対象者の選定など弱者保護を重視し，同意に過大な役割を課さない」[71]。その根底には，フランスの「生命倫理法」の理論的根拠である「人体の人権」の理念，すなわち，魂は身体に宿っている，ゆえに身体も神聖であるという「受肉思想」[72]がある。この観念は，カトリック教義に由来するが，私は，1宗教を超越した存在論哲学の本質理解から，かねてよりこれを支持している[73]。同試案が，こうした哲学的基盤を据えて骨太の被験者保護のための法案を呈示しようとされることに共感を覚える。

　具体的内容も，益と危険の評価，公平性を規定した内容 (2-2 の 5 か条)，対象者のプライバシーの保護を規定した内容 (2-3 の 5 か条) 等を中心に，入念に考えられた審査の体制と手続き (3-1, 3-2, 3-3 等)，また，対象者の選定条件 (4-4 の 5 項目) では同意能力のない者への配慮も十分になされている点，さらには同意条項 (特に 5-1-1 の 10 項目) も含め，まさに重要項目が具備された，被験者保護の法体制の内実を備えたものと評価しうる。最後の 6 に罰則の項目も予定されているが，引き続き検討課題とされている。ただし，自由刑 (罰金併科) が相当な行為類型と罰金刑が相当な行為類型に分けて検討されているようである[74]。本書では，詳細な分析・検討をする余裕がないが，今後別途詳細な検討を加えたい。いずれにせよ，今後立法を考えるうえで，この試案を何らかの形で考慮せざるをえないであろう。

8　最後に，倫理委員会ないし倫理審査委員会のあり方をめぐる研究も進

んできた。これについては，唄孝一教授の先駆的研究があるし[75]，本書でも第6章や本章で比較法的研究を試みたが，それを超えて，日本での被験者保護法を射程に入れた倫理委員会の再構成が模索されつつある。例えば，私も参加したが，厚生労働科学研究費補助金による支援を受けた国立精神・神経センター精神保健研究所社会精神保健部室長(当時)の白井泰子研究班が2001年度から2003年度にかけて実態調査してまとめた提言[76]は，① 研究者の責務と役割，② 研究審査システムの確立と倫理審査委員会のインフラ整備，③ 施設外の倫理審査委員会の設置，④ 施設(機関の長)の責務と役割，⑤ スポンサーの責務，⑥ 研究マネジメントシステムの構築，⑦ 関係者の研修および支援部門の人材養成，以上の7つの提言を柱に具体的提言をしている。本書では，その内容の詳細な紹介と分析をする余裕がなく，別の機会に譲らざるをえないが，基本的方向性は妥当なものと思われる。

5　結　語

こうしてみると，法学界での判例や学説のみならず，医学や生命倫理等，分野を越えて被験者保護に関心が高まりつつあり，しかも，本書の序章および第1章で提言した「メディカル・デュープロセスの法理」が（この用語を使うかどうかは別にして）日本に実質的に根づきつつあるように思われる。被験者保護制度の行方には，かすかな希望がもてるようになった。この問題に関心があまりなかった刑事法学者も，近年少しずつ関心を高めつつある[77]。本書は，もちろん，刑法的観点に力点があるため，内在的に限界もあるが，国際化時代ないしグローバリゼーション時代に対応できるよう海外の動向にも留意しつつ[78]，今後も，他の分野の人々と協力して，被験者保護制度の充実化を目指していきたい。最後に，本書序章でも取り上げた哲学者ハンス・ヨナスの言葉を引用して，本書の締めくくりとしたい。

「もし私の議論の実際的な意味合いのいくつかが，進歩の速度をより遅くするようなことにつながると感じられるとしても，あまりうろたえないでもら

いたい。進歩は無条件的な任務ではなく随意選択的な目標 an optional goal なのだということ，そして，特に進歩の速度には——いかにそれが強迫的なものとなろうと——何ら神聖さはないのだということを忘れないようにしよう。」[79]。

1) 比較的早くアメリカの被験者保護制度を伝えたものとして，宮野晴雄「医と薬をめぐる米国の新立法（上）——ヒト試験と被験者の保護——」ジュリスト579号（1975）93頁以下，同「医と薬をめぐる米国の新立法（下）——"聖域"への規制強化——」ジュリスト580号（1975）100頁以下がある。
2) George F. Tomossy and David N. Weisstub (Ed.), Human Experimentation and Research, 2003. 同書所収の諸文献の解読と分析・検討は，別の機会に試みたい。
3) 近藤均＝酒井明夫＝中里巧＝森下直貴＝盛永審一郎編『生命倫理事典』（2002・太陽出版）436頁〔大塚耕太郎執筆〕，金森修『負の生命論——認識という名の罪』（2003・勁草書房）36頁以下参照。
4) 同法の成立前後の動きの詳細については，丸山英二「臨床研究に対するアメリカ合衆国の規制」年報医事法学13（1998）51頁以下，丸山英二「ヒトを対象とする研究に関する合衆国の規則(1)——厚生省の規則①」神戸法学雑誌46巻1号（1996）242頁以下，同「ヒトを対象とする研究に関する合衆国の規則(2)——厚生省の規則②」神戸法学雑誌47巻3号（1997）616頁以下参照。
5) Hans Jonas, Philosophical Reflections on Experimenting with Human Subjects, Doedulus, 98, 1969, pp. 219-247, in George F. Tomossy and David N. Weisstub (Ed.), op. cit. (n. 2), pp. 3-31. この論文の邦訳として，H. T. エンゲルハルト＝H. ヨナスほか（加藤尚武＝飯亘之編『バイオエシックスの基礎——欧米の「生命倫理」論——』（1988・東海大学出版会）193頁以下〔谷田信一訳〕がある。ただし，原文相互に「ずれ」がある。なお，この問題に関する1970年代初頭のアメリカの法的・倫理的議論の内容を知ることのできる文献として，Charles Fried, Medical Experimentation : Personal Integrity and Social Policy, 1974の邦訳（内藤周幸＝光石忠敬訳）『医学実験——無作為化臨床試験の論理と倫理——』（1987・篠原出版）がある。
6)「ベルモント・レポート」(The Belmont Report. Office of the Secretary. Ethical principle and guidelines for the protection of human subjects of biomedical and behavioral research. The National Commission for the Protection of Human Subjects of Biomedical and Behavioral Research. April 18, 1979) の邦訳として，津谷喜一郎＝光石忠敬＝栗原千絵子訳「ベルモント・レポート。官房長官。研究における被験者保護のための倫理原則と

ガイドライン。生物医学・行動研究における被験者保護のための国家委員会。1979年4月18日」臨床評価28巻3号（2001）559頁以下がある。これは、必読すべき貴重な邦訳である。なお、この邦訳は、生命倫理と法編集委員会編『資料集生命倫理と法』（2003・太陽出版）176頁以下にも転載されている。
7) Robert M. Veatch, Human experimentation committee: professional or representative?, Hastings Center Report 5, 1975, pp. 31-40. ヴィーチは、倫理委員会モデルを①学際的な専門家の審査モデル（interdisciplinary professional review model）、②陪審モデル（jury model）、③代表者モデル（representative model）の3つに分類して考察していて実に興味深い。
8) これらの報告書の総括である『最終報告書（Summing Up: Final Report on Studies of the Ethical and Legal Problems in Medicine and Biomedical and Behavioral Research)』は、1983年に出されていて、邦訳もあるので参照されたい。厚生省医務局医事課監訳『アメリカ大統領委員会・生命倫理総括レポート』（1984・篠原出版）、特に57頁以下参照。
9) アメリカのIRBの活動を伝える邦語文献として、木村利人『いのちを考える——バイオエシックスのすすめ——』（1987・日本評論社）189頁以下、特に200頁以下、R. A. Greenwald/M. K. Ryan/J. E. Mulvihill（阿岸鉄三＝今里嘉夫＝土肥修司＝羽賀道信訳）『被験者保護ハンドブック——アメリカIRBの活動——』（1987・地人書館）およびロバート・J・アムダー編著（栗原千絵子＝斉尾武郎訳）『IRBハンドブック』（2003・中山書店）がある。いずれも貴重な紹介および邦訳である。なお、櫟島次郎＝井上悠輔＝深萱恵一＝米本昌平「アメリカ合衆国：IRB体制20年の総括〜1990年代以降の状況に対する反省と対応課題の検討〜」Studies 生命・人間・社会 No. 6（2002）『被験者保護法制のあり方(1)——アメリカ、フランス、台湾の現状と課題の検討から考える——』3頁以下参照。
10) 丸山・前出注(4)年報医事法学13・51頁参照。
11) 詳細については、丸山・前出注(4)の諸文献参照。なお、カナダでも、1987年に「ヒト被験者を伴う研究に関するガイドライン（Guidelines on Research Involving Human Subjects 1987)」を出している。実に興味深い内容であり、本書でも取り上げる予定であったが、その後のフォローができなかったため割愛する。
12) 武藤香織「米国における倫理審査システムについての研究 第二報」厚生労働科学研究費補助金・ヒトゲノム・再生医療等研究事業『遺伝子解析研究・再生医療等の先端医療分野における研究の審査及び監視機構の機能と役割に関する研究 平成14年度 総括・分担研究報告書』（主任研究者・白井泰子）(2003) 25-29頁参照。しかし、順調なように見えるアメリカの被験者保護システムであるが、1996年にロチェスター大学で被験者死亡事故が起きるに及び、IRB制度の問題点も明らかになったことが指摘されている。櫟島ほか・前出注(9)7頁以下参照。それによると、1) 研究環境の変化、2) 負担過重、資

源不足，3) 承認した研究のフォローをしていない，フィードバックがない，4) 相反する利害の影響，独立性の弱化，社会の信頼の喪失，5) 研究者・IRB委員の教育・研修の不足，6) IRBも国もIRBの業務評価をしていない，といった点が挙げられている。

13) *J. K. Mason/R. A. McCall Smith/G. T. Laurie*, Law and Medical Ethics, 6 ed. 2002, p. 571.
14) 宇都木伸「イギリスにおける臨床研究」年報医事法学13（1998）83頁。
15) 宇都木・前出注(14)83-84頁。
16) 宇都木・前出注(14)84頁。
17) 宇都木・前出注(14)85頁。なお，LRECを中心とするイギリスの倫理委員会の詳細については，宇都木伸「イギリスにおける医学研究倫理委員会(1)」東海法学14号（1995）1頁以下，同「イギリスにおける医学研究倫理委員会(2)――倫理審査の対象について――」東海法学16号（1996）1頁以下参照。
18) 武藤香織「イギリスの研究倫理審査システム改革」厚生労働科学研究費補助金・ヒトゲノム・再生医療等研究事業『遺伝子解析研究・再生医療等の先端医療分野における研究の審査及び監視機関の機能と役割に関する研究――平成15年度　総括・分担研究報告書』（2004）44頁。See also *Mason/McCall Smith/Laurie*, op. cit. (n. 13), p. 577.
19) 武藤・前出注(18)44頁。なお，武藤香織「英米における，人を対象とした研究の倫理審査システムの模索」医学系大学倫理委員会連絡会議編『メディカルエシックス30』（2004）76頁以下をも参照。MRECは，イングランド，ウェールズ，スコットランドに合計10ヶ所あるという。
20) 武藤・前出注(18)44頁参照。なお，運営マニュアルは，*Central Office of Research Ethics Committees*, The Governance Arrangements for NHS Research Ethics Committees, 2001であるが，未見である。
21) 武藤・前出注(18)47頁参照。
22) *Mason/McCall Smith/Laurie*, op. cit. (n. 13), p. 573.
23) *Mason/McCall Smith/Laurie*, op. cit. (n. 13), p. 573.
24) *Mason/McCall Smith/Laurie*, op. cit. (n. 13), p. 574.
25) *Royal College of Physicians*, Research Involving Patients, 1990. 原文は未見である。
26) *Mason/McCall Smith/Laurie*, op. cit. (n. 13), p. 574.
27) *Mason/McCall Smith/Laurie*, op. cit. (n. 13), p. 575.
28) *Mason/McCall Smith/Laurie*, op. cit. (n. 13), pp. 578-579.
29) *Mason/McCall Smith/Laurie*, op. cit. (n. 13), p. 579.
30) *Mason/McCall Smith/Laurie*, op. cit. (n. 13), p. 579.
31) *Mason/McCall Smith/Laurie*, op. cit. (n. 13), pp. 579-580.
32) *Mason/McCall Smith/Laurie*, op. cit. (n. 13), p. 580.
33) *Mason/McCall Smith/Laurie*, op. cit. (n. 13), p. 581.

34)「二重盲検（double blind test）」については，本書第3章参照。
35) *Mason/McCall Smith/Laurie*, op. cit. (n. 13), p. 581.
36) *Mason/McCall Smith/Laurie*, op. cit. (n. 13), p. 581. もちろん，健常者であれ患者であれ，臨床試験への参加に対する報酬の扱いにも慎重でなければならない。また，受刑者等，特定の状況に置かれている者を被験者にしてはならないことは，アメリカでも一般に認知されている。
37) *Mason/McCall Smith/Laurie*, op. cit. (n. 13), p. 584. なお，メイソン＝マッコール・スミス＝ローリーは，プラシーボ概念の使用が外科領域にも拡大している例として，パーキンソン病の治療における胎児の脳移植片の使用例を挙げている（p. 585）。
38) 本書後出〈付録2〉・日本医師会訳参照。
39) 例えば，終末期医療の問題について，甲斐克則『安楽死と刑法〔医事刑法研究第1巻〕』(2003・成文堂) 115頁以下，特に129頁以下，同『尊厳死と刑法〔医事刑法研究第2巻〕』(2004・成文堂) 264頁以下，特に271頁以下参照。
40) *Mason/McCall Smith/Laurie*, op. cit. (n. 13), p. 587.
41) *Mason/McCall Smith/Laurie*, op. cit. (n. 13), p. 587. これは，Coroner's Court, Birmingham, 19 September 1981 として引用されているが，'Secret Randomised Clinical Trials' というタイトルで(1982) 2 Lancet 78 に掲載されている。
42) *Mason/McCall Smith/Laurie*, op. cit. (n. 13), pp. 587-588.
43) *Mason/McCall Smith/Laurie*, op. cit. (n. 13), p. 588.
44) *Mason/McCall Smith/Laurie*, op. cit. (n. 13), p. 589.
45) *Mason/McCall Smith/Laurie*, op. cit. (n. 13), p. 589.
46) *Mason/McCall Smith/Laurie*, op. cit. (n. 13), pp. 590-593. なお，時期尚早の実験的治療の1例として，先天的心臓疾患の新生児にヒヒの心臓を移植した Baby Fae 事件も取り上げられている。その子どもの両親は未婚の未成年であり，真の意味でインフォームド・コンセントができるのかが問題となった。大学の倫理委員会(IRB)では承認されたし，専門家の支持もあったというが，メイソン＝マッコール・スミス＝ローリーは，「この事例は，合理的なチャンスの基準に合致しない時期尚早の実験的治療の一例であることは明らかである。」，と述べている（p. 591）。確かに，このような異種移植は，現時点においても時期尚早と思われる。
47) フランスの被験者保護をめぐる議論および制度の詳細については，橳島次郎「人体実験と先端医療――フランス生命倫理の全貌――」Studies 生命・人間・社会 No. 3 (1995) 1頁以下（被験者保護法の制定過程が実にわかりやすく記述されている），同「フランス：被験者保護法10年の総括～議会元老院調査報告書を中心に～」前出注(9)Studies 生命・人間・社会 No. 6『被験者保護法制のあり方(1)』25頁以下（委員の欠席，無料奉仕の限界，コスト問題，被験者保護諸問委員会のあり方等の課題や法改正問題がコンパクトに記

述されている)，同『先端医療のルール——人体利用はどこまで許されるのか』(2001・講談社現代新書)の随所を参照されたい。また，デンマークの被験者保護をめぐる議論および制度については，櫛島次郎ほか・前出注(9)Studies 生命・人間・社会 No. 6『被験者保護法制のあり方(1)』47頁以下参照。デンマークの1992年法 (1997年改定)「科学倫理委員会体制と生物医学研究計画の管理に関する法律」の全訳も掲載されている。この法律は，2003年に改正された。なお，私自身も，本書校正の最終段階直前の2005年8月末に別件でデンマークに調査に行く機会があり，その際に，コペンハーゲン大学法学部で保健法を担当しているメッテ・ハートレウ (Mette Hartlev) 準教授にお会いして，デンマークの被験者保護法制について詳細な話を聞くことができた。特に素人が倫理委員会に必ず1名は参加すること，そしてそれによって倫理委員会がうまく機能しているという話は，実に興味深いものであった。なお，法律の原題は，Act on the Biomedical Research Ethics Committee System (2003年5月28日) である。また，The Act on The Danish Council of Ethics (2004年6月9日) をも参照。

48) これらの詳細については，臨床評価 Vol. 25 (1997) 参照。同誌には，当時改正された薬事法の改正部分の条文 (新旧対照表)，「医薬品の臨床試験の実施の基準に関する省令」(いわゆる新 GCP=省令 GCP) の全文，「医薬品の臨床試験の実施の基準 (GCP) に関する省令の制定について」，「医薬品の臨床試験の実施の基準に関する省令の施行について (通知)」(厚生省薬務局長通知=薬発第430号および432号)，「医薬品の臨床試験の実施の基準の運用について」(厚生省薬務局審査課長=同安全課長名：薬審第445号および薬安第68号)，「医薬品の臨床試験の実施の基準 (GCP) の内容」(中央薬事審議会答申・平成9年3月13日付=答申 GCP)，「医薬品の市販後調査の基準に関する省令」(厚生省)，「医療用医薬品の市販後調査の基準に関する省令の制定について」(厚生省薬務局長通知=薬発第439号・平成9年3月27日付)，「医薬品の市販後調査の基準に関する省令の制定について」(厚生省薬務局安全課長名) が掲載されており，実に有益な資料である。当時いち早く同誌をお送りいただいた光石忠敬弁護士に改めて謝意を表したい。

49) 唄孝一「『臨床研究』に対する医事法学的接近」年報医事法学 13 (1998) 37-50頁。このシンポジウムには，私も報告者として参加したが (本書第5章参照)，準備段階での入念な意見交換および学会当日の真摯な討論において，実に大きな成果を得たことをここに付記しておきたい。

50) 光石忠敬「日本の制度と問題点」年報医事法学 13 (1998) 99-100頁。なお，宇都木伸「臨床研究」宇都木伸=塚本泰司編『現代医療のスペクトル　フォーラム医事法学Ｉ』(2001・尚学社) 169頁以下，特に182頁以下も重要な指摘をしており，併せて参照されたい。

51) 医療現場からの取組みの代表的なものとして，椿広計=藤田利治=佐藤俊哉編『これからの臨床試験——医薬品の科学的評価—原理と方法——』

(1999・朝倉書店) がある。
52) この点については、臨床評価編集部＝景山茂＝広津千尋＝川合眞一＝清水直容＝光石忠敬＝栗原雅直＝鈴木征男＝大橋和史〈座談会〉「改正薬事法下の『医師主導の治験』実施体制の課題」臨床評価 Vol. 30, No. 2・3 (2003) 281 頁以下参照。
53) これまでに、解熱剤アスピリンが心筋梗塞や脳梗塞の予防薬とされるなど計 20 品目の適応が拡大されているという (朝日新聞 2003 年 7 月 23 日付朝刊参照)。サリドマイドの個人輸入もこの一環である (本書第 3 章参照)。
54) 精神障害者に対する医学的研究ないし人体実験の問題については、光石忠敬「薬物の臨床試験と精神疾患患者の人権」精神神経学雑誌 92 巻 9 号 (1990) 575 頁以下、秋葉悦子「精神医療における人権侵害救済のための法制」松下正明編『臨床精神医学講座　第 22 巻　精神医学と法』(1997・中山書店) 329 頁以下参照。また、子どもについては、ヨッヘン・タウピッツ (村山淳子訳)「子どもを用いた臨床試験――ドイツの法状況――」早稲田法学 79 巻 2 号 (2004) 143 頁以下参照。
55) 第 2 審判決の評釈として、水沼宏・(唄孝一＝宇都木伸＝平林勝政編) 別冊ジュリスト『医療過誤判例百選〔第二版〕』(1996) 96 頁以下がある。
56) 中村哲「試行的な医療行為が法的に許容されるためのガイドライン――主として試行的な治療行為について――」判例タイムズ 825 号 (1993) 9 頁。
57) 中村・前出注(56)10 頁。
58) 金川琢雄「医薬品の臨床試験とインフォームド・コンセント」金沢医科大学教養論文集 22 巻 (1994) 16-17 頁。「試験薬の臨床試験においても、原則的に中村判事の示された項目に準じて説明すべきであるし、その説明の基準としては、具体的患者基準説によるべきものと思われる。」、と説かれる (17 頁)。
59) 中村・前出注(56)16 頁。
60) 本書第 2 章 63 頁参照。
61) 中村・前出注(56)17 頁。
62) 中村・前出注(56)17 頁。
63) 中村・前出注(56)19 頁。
64) 本判決の評釈として、松井和彦・判例評論 511 号 (2001) 34 頁以下 (判例時報 1752 号 212 頁以下)、古川俊治・年報医事法学 17 (2002) 143 頁以下等がある。
65) 例えば、判例評釈として、手嶋豊・ジュリスト 1224 号〔平成 13 年度重要判例解説〕(2002) 90-91 頁、広瀬美佳・年報医事法学 18 (2003) 158 頁以下、特に 163 頁、新美育文・私法判例リマークス 26 号 (2002) 26 頁以下等参照。
66) 本件の詳細および論評については、仲正昌樹＝打出喜義＝仁木恒夫『「人体実験」と患者の人格権――金沢大学付属病院無断臨床試験訴訟をめぐって――』(2003・お茶の水書房)、仲正昌樹「『人体実験』とインフォームド・コンセントの法理：金沢大学医学部附属病院無断臨床試験訴訟を素材として」

金沢法学 46 巻 1 号（2003）73 頁以下，橋本雄太郎・判例評論 547 号（2004）11 頁以下（判例時報 1861 号 173 頁以下），光石忠敬・年報医事法学 20（2005）122 頁以下参照。また，これと関連して，仲正昌樹「医事法における『公/私』の境界線の曖昧さ：人体の公的管理と自己決定権の狭間で」金沢法学 47 巻 1 号（2004）251 頁以下をも参照。
67) 光石忠敬弁護士は，本判決を評価されつつも，次の点を問題点として指摘される。すなわち，「診療の外にある行為を研究と性質決定し，研究の用語で論理を展開すべきであった。その場合，問題になるのは診療と研究の境界付近類型，例えば，双方の目的が並存する類型，未確立の方法を使用する類型などをどう扱うかである。主観的目的では左右されない科学的知識の増大・獲得という客観的目的，および，目的以外の客観的な要素を探求すべきで，その場合，プロトコルの存否・内容，独立審査システムによる審査の有無，診療行為としての確立の程度等が要素たり得る。」，と（光石・前出注(66)126-127 頁）。
68) 光石・前出注(66)128 頁以下参照。第 2 審の判決文は，本書の校正段階で光石弁護士のご好意で参照することができた。校正段階ということで十分に言及することができなかったが，記して謝意を表したい。
69) 光石・前出注(66)130 頁。本件行為を「『不適切な医療行為』どころか，科学的非行として違法である。」，と厳しく批判される。
70) 光石忠敬＝栂島次郎＝栗原千絵子「研究対象者保護法要綱試案——生命倫理上最も優先されるべき基礎法として——」臨床評価 Vol. 30, No. 2・3(2003) 369 頁以下。
71) 光石ほか・前出注(70)371 頁。
72) 栂島・前出注(9)『フランスにおける生命倫理の法制化』Studies 生命・人間・社会 No. 1，同・前出注(47)『人体実験と先端医療——フランス生命倫理政策の全貌——』Studies 生命・人間・社会 No. 3 参照。
73) 本書序章および第 1 章参照。
74) 光石ほか・前出注(70)392 頁。
75) 例えば，唄孝一「『倫理委員会』考・1——日本の大学医学部・医科大学倫理委員会」法律時報 61 巻 5 号(1986)144 頁以下，同『倫理委員会』考・2——カレン事件と倫理委員会」法律時報 61 巻 6 号（1986）159 頁以下参照。
76) ヒトゲノム・再生医療等研究事業「遺伝子解析研究・再生医療等の先端医療分野における研究の審査及び監視機関の機能と役割に関する研究・平成 13 年度～15 年度　総合研究報告書」（2004：主任研究者・白井泰子）に収められた「人を対象とした生物医学研究における被験者保護の制度および研究管理システムのあり方」。同じく「平成 15 年度　総括・分担研究報告書」所収の各論稿および白井泰子「ゲノム時代の生命倫理：医療と医学研究の狭間で」生命倫理 Vol. 13 No. 1 (2003) 63 頁以下，さらには武藤香織＝佐藤恵子＝白井泰子「倫理委員会改革のための 7 つの提言」生命倫理 Vol. 15 No. 1 (2005)

28 頁以下をも参照。なお，最近の若手研究者の研究として，一家綱邦「医をめぐる倫理委員会——病院倫理委員会を中心に——」早稲田法学会雑誌 55 巻 (2005) 1 頁以下も，興味深い分析をしている。

77) 例えば，加藤久雄『ポストゲノム社会における医事刑法入門〔新訂版〕』(2004・東京法令) の第 4 章「治療的人体実験と刑事規制」155 頁以下は，『初版』に比べて，分量および内容を相当に増やしている。また，甲斐克則『医事刑法への旅 I』(2004・現代法律出版) では，第 5 講「人体実験・臨床試験をめぐる刑法上の問題」(63 頁以下) と第 6 講「医薬品の臨床試験と刑事規制」(84 頁以下) でこの問題が詳細に論じられている。その他，最近の研究として，小林公夫「医療の範疇における同意傷害——ドイツ刑法典 228 条の議論を中心に——」一橋法学 4 巻 2 号 (2005) 241 頁以下がドイツ刑法を中心にこの問題を論じているのが注目される。

78) この点で，臨床評価 Vol. 28, No. 3 (2001) に掲載された光石忠敬「ヘルシンキ宣言エディンバラ改訂について考える」同誌 381 頁以下，小野俊介「ICH-E 10 ガイドラインにおける倫理とヘルシンキ宣言について」同誌 397 頁以下，栗原千絵子「補足・ヘルシンキ宣言改訂の背景」同誌 418 頁以下，同「ヘルシンキ宣言第 29 条の注記と日本における臨床研究の指針」生命倫理 Vol. 13 No. 1 (2003) 97 頁以下，佐藤恵子「国際的な研究の倫理的問題——途上国における HIV/AIDS の臨床試験を例に——」同誌 423 頁以下などは，とりわけ参考になる。

79) ハンス・ヨナス「人体実験についての哲学的考察」H. T. エンゲルハルト・H. ヨナスほか著 (加藤・飯田編) 前出注(5)『バイオエシックスの基礎』204 頁 (谷田訳)。

〈付録1〉
　　　アルビン・エーザー
　　人体実験——その複雑性と適法性について——

訳者はしがき

　ここに訳出するのは，ドイツの医事刑法の碩学アルビン・エーザー教授（フライブルク大学マックス・プランク外国・国際刑法研究所所長）が1978年にホルスト・シュレーダー博士追悼記念論集（Gedächtnisschrift für Horst Schröder, Hrsg. von Walter Stree/Theodor Lenckner/Peter Cramer/Albin Eser, 1978）に寄稿した論文（原題は，*Albin Eser*, Das Humanexperiment. Zu seiner Komplexität und Legitimität, SS. 191-215) である。

　エーザー教授の論文等は，私自身これまでもかなり訳出してきたので，教授の業績等の紹介は割愛する（詳細については，アルビン・エーザー『先端医療と刑法』（上田健二＝浅田和茂編訳・1990年・成文堂）374-375頁参照）。この論文は，人体実験と刑法との関係について論じた貴重な文献であり，私自身，このテーマの研究をしていた際，1989年3月にエーザー教授より論文のコピーをいただき，訳出を許可されていたが，その後の論文（甲斐克則「人体実験と日本刑法」広島法学14巻4号 (1991) 53頁以下〔本書第2章〕）では，十分に内容を紹介しきれていなかった。広島大学のキャンパスが広島市から東広島市へと移転したこと等で完訳も遅れていたが，今年〔1997年〕は，ニュルンベルク裁判（したがってニュルンベルク原則誕生）から50年の節目にあたること，さらには第27回日本医事法学会（1997年12月7日）でも「臨床試験」に関するシンポジウムが開催される予定で〔このシンポジウムの記録として，年報医事法学13 (1998) 参照〕，私も参加して報告するため，いま一度ドイツ（刑）法における人体実験について調べ，研究を深めておく必要性を痛感していること，このような理

由から，時期は遅れたものの，本論文を訳出することとした。20年近く前〔本書刊行時から遡ると27年前〕に書かれた論文ではあるが，いま読み返しても，重要な問題提起は生き続けているように思われる。また，人体実験ないし臨床試験についての法的研究は，日本ではまだ多いとはいえず，ドイツ法から学ぶ点も多いように思われる。本訳稿が，この領域の研究の一資料となれば幸いである。

なお，訳文中，圏点は原文ではイタリック体であり，文中に出てくる刑法典および民法典の条文は改正前のものであることを断っておきたい。

——○——○——○——○——○——○——○——○——

ナチス時代に濫用により信用を失墜した他の多くの実践と同様，人体実験（Humanexperiment）も，なおいたるところでタブー視されている。新たな医学的処置と医薬品の開発がヒトを対象とする実験的テスト（experimentelle Erprobung am Menschen）を抜きにしてはできないものであるということは知られているが，そのことについて論じる者はいない——いまもなおいない。そうであるならば，人工妊娠中絶や安楽死の議論がまずアングロ・アメリカ地域で始められ，すぐにヨーロッパ大陸にも広がったのと同じように，人体実験の場合も，それと比肩可能な傾向が期待できる。わが国では医学上の職業倫理および研究者の個人的な責任意識によってなお十分に保護されていると考えられているものが，アメリカ合衆国ではすでに数年来，激しい論争[1]と改革の諸努力[2]の対象になっている。遅くとも，適法な人工妊娠中絶を免れて生き延びていた胎児，そして殺害することが許されていたがゆえにおそらく研究の客体にすらされることが許されるとされていた胎児を使った，かの華々しい実験以来，そうである[3]。このような論理がもちろん倫理学上も主張可能であり，かつ研究の目的があらゆる手段を正当化するかどうか[4]，この驚くべき問題は，そうこうするうちに，まさに研究を敵視する興ざめたプロセスへと導いてしまった[5]。

それによってヒトを対象とする研究者（Humanforscher）が晒されると思われる良心喪失という意識下の非難が，一方では落胆にならず，そしてそれゆ

えに長期的にはこの研究領域の停滞に至らしめず,他方ではその領域を事実上良心のない実験者に委ねるべきでないとすれば,ヒトを対象とする研究は,現在のその黎明期から脱出して,「立派な良心」の研究者が主張しうる基盤を確立すべきである。——言うまでもなく,その特別な関心が医学的な諸々の措置に対する身体の統合性および個人の自己決定の保護に向けられていたホルスト・シュレーダー(*Horst Schröder*)[6]の栄誉ある記念を祝して——この点について若干の考えを提供するのが,本稿の目的である。

もちろん,この限られたスペースでは,ごくわずかの基本的諸問題しか,しかもこれらすらも大雑把にしか論じることができない。このことを,4段階に分けて試みてみよう。まず,研究者一般の倫理的および法的責任についての若干の基本的考察によって(1)。つぎに,たびたび誤解されている人体実験の事実上および法律上の複雑性の解明によって(2)。そして,特に承諾の問題性および衡量の問題性に関して論究する必要のある人体実験の適法性の解明によって(3)。それから最後に,なお若干の手続的保障について考察することが残されている(4)。

1 研究者の倫理的および法的責任

すでに文書で確定された人体実験のための包括的な諸規制が存在するかぎりでは,これらは,——1947年のいわゆるニュルンベルク・コード(Nürnberg-Code(=NC))をひとまず別とすれば[7]——倫理的拘束性しか有していない。例えば,1954年の世界医師会の原則宣言(Grundsatzerklärung des Weltärztebundes)[8]がそうであるし,さらには1964年のヘルシンキ宣言(Deklaration von Helsinki)——これは1975年の東京宣言によって修正を受けている(=HTD)[9]——もそうである。

その際,私的団体のこのような宣言が,単に研究者の自己答責性(Selbstverantwortlichkeit)へのアピールとしてのみ理解されるにすぎないのか,それとも職業倫理上の帰結をも有するべきなのかは,すでに心もとない。すなわち,

それは，所轄の職業組織による承認がなければ，ほとんど考えることができないのである[10]。

しかし，このようなコードがどのように理解されるべきだとしても[11]，それらがそれ自体のみで十分かどうかという問題は，依然として残る。過去の諸経験は，必ずしもその点について保障してはいない。なぜなら，知らないという理由によるものか，単に「勧告 (recommendation)」としてのみ理解され，拘束力ある行為規範としては理解されないという理由によるものかはともかくとして，事実上，世界医師会のアピールも1964年のヘルシンキ宣言も，人体実験的研究の種類と範囲に重要な影響を及ぼしてこなかったといってよかろう[12]。——とりわけアメリカ合衆国におけるのと同様に——正式のコントロール委員会を組織し始めたり，倫理的に問題のある研究プロジェクトに財政的援助を打ち切り始めたり[13]，また，エデリン医師（Dr. Edelin）の研究グループに対する故殺訴訟（Totschlagsprozess）を通して，事情によっては可能な刑事責任すらも意識された[14]ときにはじめて，真摯な態度の変化を——ことによると部分的には戦術的配慮からのみ[15]，もちろん被験者のことが眼中にないがむしゃらな習熟者 (probandenblinder Forschereifer) が自己批判的に熟考していることからも——感じ取ることができたのである。

ところで，単なるセルフコントロールの効率に対するこのような疑念は，あたかもそれゆえに倫理的諸規範が単純に法的諸規範によって取って代わられるかのように解釈されるべきではない——また，このような誤解を防止することは，まさに刑法学者にとって重要である。なぜなら，倫理的な基礎づけや内面化がなくとも，（刑）法上の諸規範は，場合によっては，戦術的適応を強要することができるが，保護を要する諸価値の積極的尊重へと動機づけることはできないからである[16]。しかし，同様に，もし被験者の尊厳，自己決定および身体の統合性の保持が研究者の自己答責性，そしてそれゆえに研究者の——おそらくは良心的な，しかしことによるといいかげんでもある——裁量に委ねられるべきだとすれば，逆に法律による明確化と保障なしで済ませることもできないであろう[17]。そのかぎりで，医師に妥当するものは，

まさに研究者にも妥当しうる。すなわち，治療行為が「法的に空虚な」領域 (rechtsfreier Raum) を表していないのと同様に[18]，研究者もまた，基本法上保障された研究の自由を引き合いに出すことによって，いっさいの法律上の責任から免れるというわけにはいかないのである[19]。

ところで，かの倫理的諸コードも，研究者の法的免責を決して獲得しようとはしなかったが，HTD〔ヘルシンキ・東京宣言〕の前文においては，むしろ，勧告を遵守することによって「いかなる医師も自国の法の刑事上，民事上および身分法上の責任から免れるわけではない」ということが明確に強調されている。また，NC の諸原則は，いずれにせよその本質的な中核の部分において，法的拘束力あるものとして理解されている[20]。そして，もとより，1966年の「市民的及び政治的権利に関する国際規約」（＝JP）の 7 条第 2 文——これによれば「何人も，その自由な同意なしに医学的又は科学的実験を受けない[21]」とある——の中にも，少なくとも調印国の国際法上拘束力ある保護義務規定を見いだすことができる。それでもなお，このような法規範ですら，これまでは倫理的な自己責任と身分コントロール以上には決して作用してこなかったとすれば——いったいわが国においては，すでに研究者は，例えば，被験者の自己決定権の蔑視についてどこで刑法上責任を問われてきたのであろうか——，このような法の効果の欠缺は（そしてそれもまた），とりわけ 2 つの点に基づくものといえよう。

——第 1 の原因として，研究者には従来，いずれにせよ事実上，コントロールを受けない自由裁量の権限があった，ということが挙げられる。しかし，医師に対して患者が自己の権利および制裁可能性を相当程度に認識しているのと同様に，研究者もまた，被験者保護に注意を払ったコントロール利益を強く当てにすべきである。

——しかし，第 2 に，従来の法の言明も，これと同一，すなわち，研究に対して最終的に拘束力ある諸規範に関して不明確でありかつ不確実である。純粋な治療行為における医師の責任を法的に把握すること，そして万一の場合には手続的に一貫させることがすでに困難だとすれば，研究者に対して法

状態は，彼の研究の自由が共に考慮されるべきであるということによって，なお複雑になるであろう。

　それだけいっそう，彼の法的責任の基盤と限界を明確にすることが必要とされる。このことは，しかしながら，過去の克服という意味においてというよりも，むしろ法政策的な目的設定によって，そうなのである。研究者および研究の正当な諸利益にとっても，またそれに関する当事者の諸権利にとっても正当であるためには，法律はいかにして作られなければならないのか。前所与的領域にあるこの問題に最終的に答えようと欲することは，あつかましいといえよう。しかし，ことによると，本質的な正当化の問題を苦心して抽出し，それについてとりあえずきわめて包括的な問題領域を標示しようと試みることによって，その問題に寄与できるかもしれない。

2　人体実験およびその法的枠組の複雑性

　人体実験の規範的克服の諸々の試みは，その眼が特定の研究領域（例えば，一方で医薬品検査，あるいは他方で胎児を利用した実験のようなもの）に固定されており，それによってその他の領域，方法あるいはリスクが絞り込まれたままである点で，すでに破綻することがまれではない。このことによって，すでに解決の端緒が狭められ，それゆえに必然的に結論も歪められてしまう。したがって，倫理的・法的正当化の問題および保護の問題一般が有意義に取り組まれる前に，何よりもまず，枠づけすべき問題領域は，限界づけと構造化を必要とする。それも，ここではすべてを汲み尽くして行うことはできないが，規制にとって重要な要素とその最も重要なバリエーションを呈示し，しかも構成要件上の枠組と正当化という異なった規範的問題性を示すことによって，少なくともモデルとなる試みだけはやっておこう。

[1]　まず，ヒトが実験対象とされうる研究領域は，その対象が表面上の考察において見られる以上に多様である。問題を内包しているのは，とりわけ

4つの研究領域である。

1・1　最も目立つのは，疑いなく，手術と投薬による臨床実験（*klinische Versuche*）である。これらのカテゴリーには，医薬品の臨床試験（klinische Prüfung）ならびに新たな治療処置のテストも含まれる。

1・2　さらに，心理学上のテスト（例えば，周知のミルグラム（Milgram）の服従研究のようなもの）あるいは行動の相互作用（Verhaltensbeeinflussungen）によっても，人が研究対象とされうる。

1・3　人は，さらに，例えば，オープンにされた，あるいは人目につかない関与的観察（teilnehmende Beobachatung）の場合のように，社会科学的観察によってもこの役割に陥ることがありうる。

1・4　特に遺伝子操作（Gen-Manipulation）によるように，生物学的実験もまた，広い意味では人体実験の領域に属する。なるほど，それによって，（まだ）特定の人個人は関与してはいない。しかし，やはり将来のヒトに対する潜在的作用を考慮すると，入念な保護が必要である。

われわれがこれらの様々な研究領域の法的重要性を問うてみれば，生物遺伝学（Biogenetik）(1・4)は，従来，いかなる方法でも構成要件上枠づけされていない[22]。社会科学的観察(1・3)も，今日，場合によっては，民法上制裁可能な人格侵害（民法823条）として捕捉することができる[23]。これに対して，臨床実験(1・1)の場合は，身体の統合性の保護についての諸構成要件（刑法223条，229条，230条）ないし致命的結果をもたらす場合には生命保護についての構成要件（刑法212条，218条，226条）が考慮されうる。同じことは，傷害罪の構成要件によって精神的幸福（seelisches Wohl）も保護されたものとみなされうるかぎりで，心理学的実験(1・2)にもあてはまる。さらに，被験者がその意思に反して引き止められたり（刑法239条），あるいは協力へと強いられる（刑法240条）場合には，自由に対する罪を考慮することができる。

[2]　構成要件上の重要性は，当然ながら，必ずしも必然的にその人体実験の違法性という結論をもたらすものではない。とりわけ，侵襲の目的は，その結論と対峙しうるであろう——しかも，すでに構成要件を阻却するのかそ

れともはじめて違法性が阻却されるのか，という犯罪体系上の問題にもかかわらず，そうである。このことは，とりわけ３つの点で重要である。

　2・1　薬剤を用いる場合，まず，具体的な当該患者の治癒が問題となるのであれば，これは，同時に研究利益（例えば，優越性の証明のようなもの）もそれに結び付けられるという理由ですでに「治療（*Heilbehandlung*）」という性格を失うものではない。なぜなら，基本的にいっさいの医学的処置は，それ自体，その有効性ないし優越性の確認ないし反証を意味し，そしてすでにその点に科学的認識価値があるということを度外視しても[24]，その処置ないし薬剤が具体的事案において客観的に指示され，個々の治療利益が優越的であり，あるいは少なくとも本質的に共同決定されるかぎり，動機の集束ないし目的の集束（Motiv-oder Zweckbundelung）は，無害だからである。それゆえ，そのためには，――いずれにせよ事情によっては可能な対照被験者（Kontrollproban-den）ではなく当該患者が問題となるかぎりでは――侵襲に関する一般的規則が決定的であり，その結果，基本的には，ともかく患者の事実上のもしくは推定的承諾に基づいて違法性が阻却されることになる[25]。

　2・2　しかしながら，これは，ある処置だとか薬剤がその（肯定的もしくは場合によっては否定的）有効性に関してなお十分にはテストされておらず，それゆえ厳密にとれば客観的に指示されたものとみなされえない場合，すでに疑わしいのであるが，しかしながら，この治療の投入は，すでに間違いないことが証明されたかテスト済みのその他のより良い処置がなければ，唯一の救助のチャンスを示すものである。このような「治療的実験（*Heilversuch*）」は，基本的にはヒトを利用するいっさいの最初のテストにおいて，しかも厳密にとればそれ自体テストされた処置においてもこの施術者による最初の実施において存在するように，なるほど，客観的には実験的性格を有しているが，主観的治癒利益を通して治療行為のカテゴリーに近い。それゆえに，それらの規則は，基本的にはこのような「治療的実験」にも適用可能であるが，その際，もちろん，この種の侵襲においては承諾は「許された危険」もしくはその他の利益衡量といった正当化要素によって補完されるべきでないかどう

かは，考慮する余地がある[26]。

2・3 この問題は，本来の意味における「・人・体・実・験」において強く表れている。つまり，そこでは，総じて具体的な当該人間の医療行為がもはや（あるいは場合によってはおよそ）重要ではなく，もっぱら（あるいはいずれにせよ第1次的に）・科・学・的・目・的が重要である。それは，患者に対して，その患者の本来的苦痛にとり客観的に指示されてもいないし目的連関もない処置もしくは薬剤がテストされる場合にも[27]，また，投与された薬剤がなるほど治療の目的にも役立つが，——治療的実験の場合と異なり——他の相当な治療がないというのではなく，第1次的にテスト目的（無害性・有効性・優越性の証明）のために用いられる場合にも，そういえるのである[28]。この科学的目的設定は，当然ながら，医療行為以外でもいっそう明確に表れている。心理学上の諸テスト(1・2)，社会科学上の調査研究 (1・3) あるいは人類遺伝学 (Humangenetik) (1・4) においても，そうである。

ここで，「人・体・実・験 (Humanexperiment)」の定義について一言しておく必要があるように思われる。人体実験を特定のメルクマールの積極的定義づけによって概念的に限界づけることが繰り返し試みられてきた。その際，たいてい，その目的設定および/またはその処置の「科学性 (Wissenschaftlichkeit)」が強調されている[29]。それは，その際に，——まずここでも同様だが——単にあらゆる種類の科学方法論的観察あるいはヒトへの影響の分類上のまとめだけが問題になるかぎりでは，そしてその際，本人の個人的幸福ではなくて，それを超える目的が重要であるかぎりでは，問題である。要するに，そこでは，当該人間は，知見の獲得に向けられた処置の恩恵を受ける者(Benefizient)ではなく，その土台 (Substrat) とされているのである[30]。これに対して，このような定義獲得の努力が規範的拘束力ある概念形成にも役立つべきだとすれば，必ずしも危険がないときには，それは役に立たない。それは，限界が流動的であるし，空虚な概念が多いという理由で，すでに役に立たない。それは，方法論的に違背した，あるいは利己的な実験が——場合によってはよ

り危険であるけれども，しかし「科学的」でないがゆえに——枠づけされないままとされざるをえないという理由から，危険である。しかし，われわれが，治療行為と比較して人体実験に対してこそむしろ強い保護が要求されるということをひとたび先取りすれば，場合によっては保護目的から消極的定義づけによってそれが把握される。これによれば，人体実験に関する法律上の保護規定は，その実験が治療行為(2・1)もしくは治療的実験(2・3)でないかぎり，ヒトを用いた，あるいはヒトを対象としたいっさいの実験に適用されるべきである。それゆえ，規範的観点からは，消極的にのみ限界づけられたこの全領域は，「人体実験」が論じられるときには，考慮されるべきである。それゆえ，HTD〔ヘルシンキ・東京宣言〕においても，正当にも，治療的研究と「科学的」研究とを区別しようとせず，むしろ治療的研究と「非治療的」研究とを区別しようとしているのである[31]。もちろん，このような消極的定義づけは，実際上は，第3節において再び「純粋な科学的応用」が論じられ，それによって厳密には非科学的テストが捕捉されないということによって，再び価値を下げられるであろう[32]。

　本質的な定義メルクマールとしての「科学的な目的設定」を外すことが被験者保護にとって問題となるということは，いうまでもなく，可能な研究目的の多様性についても明らかとなる。——それについては，研究者の主観的な認識利益だけですでに十分というべきであろうか。あるいは，「純粋な真理」のためだけで十分というべきであろうか。それとも，「知的な自己実現」の目的のためでもよいのだろうか。それとも，職業上の威信からだけでよいのであろうか[33]。
　——それとも，客観的に利用可能な知見の獲得が重要というべきであろうか。しかし，いつ，何のために利用可能か。ひとつの具体的な欲求の充足のためだけでよいのか。それとも，一般的な「貯蔵知識（Vorratswissen）」としても重要でなければならないのか。短期かそれとも長期か。欠陥の除去についてのみか[34]。それとも，人類の幸福の増幅のためにも重要でなければならな

いのか[35]。このような様々な側面は，規範的に把握するのが困難であるが，ともかくリスクを伴う研究の正当化に際して，衡量要因としては考慮できるであろう。

[3]　実験の要件の程度も，様々な意義を持ちうる。テストすべき抗生物質が，ある新しいバクテリア類を支配するための最後の手段 (ultima ratio) とみなされるならば，背負い込まれるべきリスクに対する衡量は，すでにテストされた等価の代替物が用いられる場合とは完全に異なる。それゆえ，単に，——すでに現存するが決して改善されていない薬剤と比較して——新たな薬剤の有効性だけが問題となるにすぎない場合，より熟考された手段を期待する場合よりも，より厳格な諸要件が必要だというべきであろう。

[4]　かくして，方法論にも左右されるリスク要因と結果要因のことがすでに論じられていることになる。ここでは，ヒトを利用する，またヒトを対象とする実験の様々な構成要件上の重要性が特に明確になっている。

4・1　研究方法が観察ないし診察に制限され，これが被験者の何らかの精神的攪乱に至ることがなくても，その中には（例えば，人目につかない関与的観察の場合だとか騙して承諾を得る場合のように）場合によっては民法上の人格侵害が存在しうる[36]。

4・2　これに対して，身体の完全性への侵襲は，刑法上基本的に重要である（刑法223条）。より厳密にいえば，リスクだとか効果すらも考慮しない（承諾がなかったり，あるいは承諾が無効であったりする）自己決定権の蔑視の場合が，そうである[37]。

4・3　身体の統合性への侵襲が，健康を害する結果となれば，これは，刑法230条による過失，刑法223条による危険の引き受けにおいて捕捉可能である。

4・4　それどころか，傷害が死の結果をもたらせば，刑法226条もしくは——死を背負い込めば——刑法212条が重要となる。

4・5　なるほど，健康損傷に死に至ることもないが，ともかく致命的リスクに至るならば，この種のリスクへの承諾がなかったり，あるいは刑法216条を考慮すると承諾が無効である場合，それでもなお考慮されうるのは，刑法223条（または230条）である[38]。

4・6　被験者の影響を超えて，第三者に対してもリスクがありうることを考慮しようと試みるならば，法的枠組は，きわめて困難である。例えば，なるほどテスト条件の下ではないがおそらく（非常に概観困難な）使用条件の下では設定されうるような諸効果を飲み込むこつをいかにして獲得するのか[39]。

5　かくして，潜在的当事者が視野に入ってくるが，その際，人体実験のさらなるバリエーションが見えてくる。

5・1　当該人的範囲に関してそうである。その際，直接的被験者である研究者自身（自己試験）も，またそれを超えて，そのつど異なった法的諸効果を伴う対照被験者も関係してくる[40]。

5・2　発育状態，年齢もしくは本人の状態も，様々な意義を持ちうるが，その際，ここでは，様々な問題性が，胎児の場合，妊婦の場合，小児の場合，精神障害者の場合，患者および瀕死者の場合に指摘できる。その際には，とりわけ承諾の問題が登場するということにとどまらない。また，患者を対象とする試験は，いうまでもなく，これが実験のためにきわめて容易に利用可能であり，その一般的無防備さにおいてまさに研究プロジェクトとして現れるがゆえに，問題となる[41]。

6　以上で論じられた承諾の問題も，いろいろな側面を有している。

6・1　準公式の諸宣言における任意性の要件の厳粛な断言[42]にもかかわらず，実際上，前提とすべきことは，取るに足りないとはいえない数の，本人の承諾なき試験が実施されているということである[43]。他の正当化事由——これについてはまた論じることになるであろう——が効果がないとすれば，このことは，本来的に，研究者の処罰という結果をもたらさざるをえな

6・2　しかし，たとえ，(書面または口頭による)承諾の意思表示が存在するとしても，その・有・効・性の諸条件は，問題となりうる。若干の問題点を述べておこう。

──何歳から，またいかなる状態であれば，・本・人・の・理・解・能・力があることが前提とされるのか。

──試験目的を隠したり，圧力ないしその他の制度上の強制に対して，・任・意・性はいかにして保護されるのか[44]。

──・説・明・はどの程度可能であるか，あるいは命じられるのか。研究計画一般に関してのみか。それとも，その具体的適用およびそれに結びついた諸リスクに関してもそうか。同時に，(おそらく放棄できないであろう)盲検(Bliodversuch)についてはどの程度の余地がなお残されているのか。

6・3　本人が承諾無能力である場合，特に胎児であったり，理解能力のない未成年者であったり，精神障害者であったりする場合には，付随的諸問題が生じる[45]。

──その代わりに，・推・定・的・承・諾で十分というべきか。しかし，同時に本人の幸福には役立たない諸々の侵襲の場合，この法理の濫用可能性のことはさておき，それについては，いっさいの現実的基盤がなくならないのか。

──それとも，その代わりに，・法・定・代・理・人が承諾してもよいというべきか。しかし，この種の決定は，きわめて人格的なものであり，本人自身の幸福に役立たないという理由からして，そもそも代理能力があるといえるのか[46]。

すでに以上の若干の指摘から明らかになることは，ヒトを使った試験の広い多様な領域のうち，承諾要件を現実に真面目に取り入れれば，許されるべく残っているのは比較的わずかな領域でしかない，ということである。それによって，他のすべてのことが禁止されるべきなのか。かくして，規範的な原則的問題が生じることになる。

3 人体実験の適法性

　前述した問題領域の解明から明らかなように，この問題領域は，それが一定の種類の人体実験に通常固定化される場合に明らかにされる以上にはるかに複雑であるのみならず，法的な落とし穴(rechtliche Fallstricke)によっても確信されない。たとえ多くの刑法上の諸々の実現が最終的に，まさにある正当化事由によって排除されるとしても，研究者の帰責リスクおよび刑事訴追のリスク（危険）は，許された人体実験 (Humanversuche) の領域がそれほど明確に輪郭づけられていない以上，評価するのは難しい[47]。しかし，それにより，まさに良心的な研究者の場合，彼が約束を果たしえないこととなるが，そのことは，科学の利益にもなりえないし，公共の福祉にもなりえない。それゆえ，現行法を明確化したいという欲求は，思いきった改正とまではいかないにせよ，避けられない。それについては法技術上，2つのことが考えられる。

　——ひとつは，人体実験に関係するすべての法律問題のための包括的な特別規定を設けることである。それは，望ましいことではあるが，たぶんそれほど簡単な企てではない。というのは，この企ては，何よりもまず，すべての重要な諸問題に光を当てることを前提とするだろうからである。

　——もうひとつは，一方で，特別な保障を必要とする被験者群のための保護構成要件と特に危険な種類の研究に対する保護構成要件とが創設され，他方では，許された研究のためのきわめて重要な正当化の諸原則が明確にされるという具合に，一定の部分規定を設けることである。それは，ことによると，予見不可能な道路の窪みをもったまま実施される方法なのかもしれないが，その方法は，健全な感覚を有する理由がなければ，アメリカ人のプラグマチズムに代わって歩めるものではなかろう。

　もちろん，最終的にどの方法を選択するのかをまずもって説明するためには，人体実験がそもそも正当なものと認められるかどうか，もしそうだとすればどの程度にそうなのか，という原則的問題が残されている。さらに，実

質的視点においては，とりわけ3つの問題が基本的に重要である。すなわち，研究者の研究の自由，被験者の自己処分権，ならびに利益とリスクの衡量である。

1　　研究の自由が一般的な人格権あるいは公共の福祉の必要性からやっとのことで基礎づけられざるをえない他の諸国とは異なり[48]，わが国では，基本法5条3項により学問と研究が形式上「自由なもの」として基本法上保障されているとみることができる状態にある。したがって，人を手段とし対象とする研究も，それについて特別に社会的有用性の証明を必要とすることなく，原則として適法である[49]。

　適法性は，しかしながら，無制限ではない。なるほど，研究の自由は，——言論の自由や教授の自由（基本法5条2項，3項2文）とは異なり——形式的な法律の留保の下に置かれていない。それでもなお，研究の自由といえども限界がないというものではありえず，衝突事案においては，内在的な憲法の留保に基づいて，同等もしくは高次の憲法上の諸価値にその制限枠を見いだす，という点については，原則的な一致がある[50]。そのことは，なるほど，あらゆる単一の法定構成要件から研究の自由が後退する結果をもたらすものではないが，影響を受ける法益が，一方で憲法上（も）保障され，また基本法上の価値秩序の基準に従い，またあらゆる事情を考慮して高次のランクのものとみなされるべき場合には，おそらくそうなるであろう[50a]。そのことは，明らかに次のことを意味する。すなわち，基本法上保障された財の保護に役立つ民法上ないし刑法上の構成要件——そしてそれは，つまり，人間の尊厳の保持についての保護構成要件（基本法1条，民法823条）ならびに生命および身体の統合性の保持についての保護構成要件（基本法2条2項，刑法212条以下，223条以下）の場合がそうである——が人体実験によって実現されるかぎり，その人体実験は，それがある特別な正当化事由によって適法とされる場合はともかくとして，違法である。したがって，研究の自由という基本法上の保障にもかかわらず，人体実験の適法性は，結局，特別の正当化事由の問題に帰着する[51]。

2 その際,被験者の・承・諾に最も重要な意義がある[52]。確かに,一見したところ,むしろ被験者の自己処分権が一般に人体実験の唯一の基盤となっており,また枠ともなっているように思われる。なぜなら,NC〔ニュルンベルク・コード〕が第1原則において被験者の任意的同意を「絶対的に重要なもの」とみなしており,また,世界人権規約B規約7条が任意性のない服従だけを人体実験の下で気にかけているとすれば,人体実験の適法性は,まさに承諾の問題にほかならないように思われるからである。しかし,被験者の固有の承諾無能力が彼の法定代理人の——他者処分による!——承諾によって代替可能とされるべきだということは,この自己処分原理といかにして合致しうるのか[53]。また,承諾と並んで公然と利益とリスクの衡量も要件とされるべきだということは,どのように理解すべきなのか[54]。様々な種類の側面のこうした混同が,あれやこれやの形態においていたるところで見られるように,矛盾しているように思われること[55],このことは,2つのことから説明されるであろう。

　——ひとつは,・倫・理・的・・・・理・念・的・な・最・大・限・のものと・法・的・に・絶・対・必・要・な・最・小・限・のものとの区別がないことから,それが証明される。すなわち,侵害に至る実験を(例えば,被験者の承諾によるように)法技術的意味において「正当化されたもの」とみなすためにはどのような条件が無条件に充足されなければならないか,あるいは,それ以外でどのようなさらなる防止措置が理念としてなお望まれるのか(例えば,研究者の一定の学問的適格性[56]とか倫理的考察のプロトコール化のようなもの[57])について,たいていは十分に解明されていない。

　——もうひとつは,特に・承・諾に関して,これが人体実験の・唯・一にしてそれ・自・体・の・み・で・十・分・な適法化にもなるべきものかどうかは,たいてい不明確である。承諾が・唯・一の適法化根拠だとすれば,それは,一般に被験者が相応の説明を受けた後に承諾した場合にのみ人体実験は適法になりうるのであり,それゆえにその他のいっさいの正当化事由は(例えば,正当化的緊急避難すらも)排除されるということを意味するであろう。承諾が・十・分・な適法化根拠だとすれば,それ以外になおその他の防護棚(例えば,利益とリスクの衡量のようなもの)を

必要としなくても，承諾があるだけですでに研究者は法的に救済されるという結果になるであろう。

まず，最後に挙げた問題に立ち向かうことが，目的に適っているように思われる。より厳密には，法的な最小限度の考察という意味において，そうである。(構成要件上重要な) 人体実験への被験者の承諾は，それだけで正当化のために十分たりうるであろうか。これに対する解答は，一様ではないし，明確でもない。一方では，例えば，国際人権規約B規約は，事実上，被験者の承諾だけを前提にしているように思われる——その際，これは，確かに承諾の意味においても重要なものと解されるが，しかし，唯一十分な正当化要素とは解されないであろう。他方，NC〔ニュルンベルク・コード〕においても，またHTD〔ヘルシンキ・東京宣言〕[58]においても，承諾のほかに，利益とリスクの衡量もまた要求されているのである——しかし，その際，倫理的義務づけだけが重要であるべきなのか，それとも承諾のほかに正当化を構成する補充となるものが重要であるべきかは，はっきりと認識可能だとはいえない。

ここで，必要最小限度で，さしあたり私の解答を与えると，実際上後者になるであろう。つまり，承諾のほかに，なお利益とリスクの衡量が要求されるべきである。より厳密には，その中に自己処分権の制限が見いだされるべきだとしても，そうである。自己処分権が無制限でありえないことは，現行法上，明確な殺害要求にすらも正当化を認めていない刑法216条が示しているところである[59]。死に致らしめる実験を単純に甘受することは——そしてこれは，ことによると期待された研究成果を考慮することなしには——ほとんど正当化されえないであろう。そして，身体の統合性に関する処分も決して無制限でないことは，刑法226条aの良俗違反条項が示している。最近，同条の理解に関しては，きわめて争いもあるが，いずれにせよ重要なのは，その中に具現化された考え，すなわち，身体の統合性も任意に処分できるものではなく，その保護の放棄が明らかに社会倫理的価値観に違反しないかぎりでのみ処分可能であるという考えである[60]。しかし，この限界は，遅くとも，その自己放棄が基本法1条により不可侵とされている人間の尊厳の侵害に当

たるか[61]，あるいは甘受される侵害の態様と程度が，追求された目的との関係の外に完全にある場合には，踏み越えられることになるであろう[62]。人体実験に移してみると，このことは，被験者は実験者の言いなりの客体にまで品位を貶められてはならないし，また，そのリスクの範囲と重さが期待可能な知見の獲得により決して大方のところ埋め合わせされないようなリスクに晒されてはならない，ということを意味する。かくして，利益とリスクの衡量という職業倫理上の原則は，最終的に法的意義をも獲得するのである。すなわち，被験者の承諾は，人体実験にとっては，なるほど重要ではあるが，それだけでは十分な正当化条件とはいえないのである。さらに，実験目的が実験リスクに対して適切な関係になければならないのである[63]。

3　承諾とリスク衡量のこのような「累積 (Kumulation)」に基づいて，同時に，最初に未解決のままにしておいた唯一の正当化事由としての承諾の問題も，予先採決されるように思われる。いったい，承諾にこのような重要な意義が付加されるとすれば，それと並んでその他の，承諾とは別個の正当化事由に対して，いかにしてなお余地が残されることになるのか。それにもかかわらず，この点においても，要求と現実は，相互に分離されて然るべきであろう。なぜなら，国際人権規約B規約が自発的意思に基づかない人体実験を退けることによって事実上言質を取られているとすれば，胎児，小児，あるいはその他の決定能力のない被験者への実験的侵襲は，個人的に承諾なく実施されるので，そもそもいかにしてなお正当化できるというのであろうか。確かに，それにもかかわらず法定代理人の承諾が要請されることで落ち着くよう試みられてはいる[64]。しかし，この種の高度に人格的な決定が本人自身の幸福に役立たない場合に，そもそも代理能力があるかどうかは別として[65]，このような構造により，まさにもはや自己処分ではなく他者処分がすでに問題となることが隠蔽されるであろう[66]。同じことは，結局のところ，——被験者の真の意思が多かれ少なかれ穏やかな圧力によって行われ，あるいはそれどころかきっぱりと無視される場合はまったくさておいて——本人に対して十

分なリスクの説明をすることができるとは考えず，それゆえに「インフォームド・コンセント」についてはもはや論じることができない場合にもあてはまる[67]。

　一方での厳粛な承諾の公準と他方での事実上の他者処分の実践とのこのような相互分裂に直面して，いまや確かに，公然とした濫用に正当化の橋を架けることが重要ではありえない。それでもなお，規範と現実が他の方法で相互に歩み寄ることができないものかどうかという問題は，正当にも残されている。そのための第1歩は，公然と国際人権規約B規約7条や多くの他の原則宣言の念頭に置かれているように，理解能力ある被験者に狭く限定しないで，何よりもまず，先に展開された人体実験の複雑性を偏見なく承知し，適法な研究目的の実現が，承諾能力のない被験者の投入をもどの程度必要とするのか，ということを現実感覚をもって吟味すべきであろう。その際，事実上，承諾能力および説明能力のある被験者に限定して研究の必要性が充足されうることが明らかになれば，承諾原理から出発しなければならない理由は存在しないであろう。確かに，その場合，承諾原理を尊重することも，より真摯に受け止められなければならないし，また，それを蔑視すれば厳格に訴追されるべきであろう。しかしながら，一定の人体実験は，例えば，それが胎児，小児，あるいは精神病患者のためになるはずだという理由で，同じように承諾能力のない被験者に対するのとまったく同様に実施されうること，あるいは，方法の効率は，例えば，盲検（Blindversuch）の場合のように十分な説明をまさに排除すること，こういうことが明らかになるはずだ——そしてそのことについてはかなり蓋然性があると言われている——とすれば，問題を隠蔽する承諾の構造に代わって，まさしく率直に，承諾とは別個のその他の正当化の可能性を求めるべきであろう。

　それについてすでに最終的なものとなる立場決定をなしえないならば，事実上の承諾を請うことができず，かつ推定的承諾についても十分な手がかりすら見て取れない事案については，少なくとも2つの方法が考えられることになろう。

──ひとつは, 過失行為における「許された危険 (erlaubtes Risiko)」である。それは, とりわけ, 研究者がなるほど一定のリスクを知ってはいるが, そのとき事実上生じた侵害が故意でもなく条件付故意でもなく背負い込まれた事案にとって意義がある[67a]。

　──もうひとつは, その侵害発生が少なくとも条件付故意で背負い込まれた場合の「正当化的緊急避難」(刑法 34 条) という原則を相応に引き合いに出すことによって, である。確かに, この方法は, 最初から, 単なる「備蓄研究 (Vorratsforschung)」が問題でもなく, また一般的な息災の増進だけが問題でもなく, むしろ差し迫った生命ないし健康の危険が除去される知見の獲得が問題となるような事案においてのみ考慮されうるにすぎない。なぜなら, アメリカの哲学者ヨナス (Jonas) がまさに立体的に区別したように, 被験者の侵害は, もともと「人類の快楽を増加させる」目的のためにではなく, むしろ場合によっては「病気を避ける[68]」目的のために背負い込まれるべきだからである[69]。さらに, 追求された利益は, 釣り合っていなければならないのみならず, 被験者に背負わされたリスクを明白に克服するものでなければならない。したがって, 死に致らしめるリスクは, そもそも, 場合によっては研究目的のための際立った例外事案においても, 健康損傷を背負い込むことができないし, 困難でもある。

　──それ以外に, 「正当な (研究) 利益の承認 (Wahrnehmung berechtigter (Forschungs-) Interessen)」のために刑法 193 条を持ち出すことも許されるべきかどうかは, これが最近, 例えば, 「治療的実験 (Heilversuchen)」の正当化について提案されているように[70], きわめて疑わしいように思われる。たとえこの許容構成要件において, まさに研究の自由の承認すらも含む一般化可能な正当化事由が認められるべきだとしても[71], この正当化原理の展開機能が, 原則として (自由と名誉のような) 社会に関連した法益に対してのみ効果的たりうるにすぎず, 身体や生命のような純人格的法益が問題となるかぎりではそうではないということは, 依然として疑わしいままである[72]。

　以上ですでにすべての正当化の問題が汲み尽くされたわけではないが, 人

体実験の原則的適法性については，ともかく非常に多くのことが確認される。本人の承諾は，なるほど，構成要件上重要な人体実験について，ひとつの重要な正当化事由ではあるが，それだけで十分な正当化事由でもないし，唯一の正当化事由でもない。なぜなら，一方では，承諾のほかに，なお利益とリスクの衡量も加えられなければならないからである。他方，本人の高度に人格的な承諾に代わり，――承諾を得ることができない場合には――「許された危険」だとか「正当化的緊急避難」の諸原則に応じた正当化も考慮される余地がある。

4　手続的保障

あらゆる内部的適法性は，それが実践的にコントロールできない場合には問題となるであろう。それゆえ，濫用防止がすでにHTD〔ヘルシンキ・東京宣言〕の中にあり，これは，アメリカの規制努力においては正当にも特別な意義をもって強化されている。この点については，とりわけ次のような保障が，スローガン的ながら考慮されるべきである。

[1]　いわゆる倫理委員会の設置（HTD 1・2）。倫理委員会は，そのプロジェクトが（利益とリスクの衡量を含め）[73]倫理的・法的に問題がないということも，また，特に被験者の承諾の有効性（ないし不要性）も審査すべきであろう[74]。この２つの機能が一方で同じ委員会によって，あるいはプロジェクト志向型の「審査委員会（review board）」によって，他方で被験者志向型の「コンセント委員会（consent committee）」によって主張されるかどうかは[75]，原則問題というよりも，むしろ実践問題である。すなわち，それは，委員会の構成や手続方法と同様，いうまでもなく，プロジェクトの種類や制度の在り様によっても左右される問題である。

[2]　研究プロトコールの作成。ここから，審査可能な方法で，実験の目標

設定および実施にとって重要なすべての要因(つまりそれらと結び付く諸リスクもそうである)ならびに研究者の資格および責任も生じる (HTD 1・2, 12)。なぜなら, 文書による確定がなければ, すべての重要な点の十分な意識形成や理解も保障されないし, また, 信頼できるコントロールも保障されないからである[76]。

[3]　潜在的な損害に対する被験者の万が一のための・保・険。その際, 落度ある者の責任に対して危殆化責任 (Gefährdungshaftung) が優先されるべきである[77]。なぜなら, その治療から自己の幸福を期待する患者とは異なり, 被験者は, 公共の福祉のための「特別な被害者 (Sonderopfer)」となるからである。このことは, 何らかの損害の補償が個々の落度ある者にも責任を負う研究者にも左右されないときにのみ期待できるように思われる。

[4]　これに対して, 倫理的・法的に許容されない人体実験のためのいろいろと出されている・公・表・禁・止 (HTD 1・8) は, 両刃の刃である。なるほど, 公表の機会がなければ, 学問的刺激は, 問題ある実験に逆戻りするかもしれない。しかし, それでもなお公表禁止が実施されれば, 公表もないので, 公的なコントロールや制裁化の可能性もなくなる[78]。

　保障の問題性は, 以上のような簡潔な指摘だけで, 当然ながら汲み尽くされたわけではない。例えば, 倫理委員会により危険性がないという証明がなされるような一定の手続に対して正当化を構成する意義がどの程度付加されるか[79], あるいは, 倫理委員会を無視した場合には事情により秩序違反ないし職業違背として制裁可能とすべきか[80], という問題も, さらに研究を要する。なぜなら, ここで問題となったのは, 以上のことによって人体実験の適法性を根本的に問題とするためではなく, ヒトを対象とする研究者に正当化の途を開くために, ——一方での適法な研究と他方での人間の尊厳の保持との間にある困難な尾根を歩きつつ——何よりもまず, 人体実験の複雑性を示すこ

とによって，問題点があまりに簡略化されることを防止することだけであったからである。

1) 見渡すことのできないほどの文献の中から，特に *J. Katz* による資料集 Experimentation with Human Beings, New York 1972, さらには *H. K. Beecher*, Research and the Individual, Boston 1970, S. 319-347 および *J. M. Humber-R. F. Almeder*, Biomedical Ethics and the Law, New York-London 1976, S. 299-304 所収のビブリオグラフィー参照。The Hastings Center Report (hrsg. von Institute of Society, Ethics and the Life Sciences, Hastings-on-Hudson, N. Y.) における一連の報告も，情報を与えてくれる。
2) 関連の法律，規定および指針の記録は，*N. Hershey-R. D. Miller*, Human Experimentation and The Law, Germantown 1976, S. 105-162 に見られる。1974年の National Research Act（後出注(5)参照）によって設置され，部分的にはそれどころか指針権限をも授けられている，ヒト被験者の保護のための国家委員会（*National Commission for the Protection of Human Subjects*）の諸々のレポートや勧告は，経験的資料の宝庫でもあるし，また倫理的・法政策的観点の宝庫でもあって，同委員会はこれまで，以下のような個別報告書を提出している（それぞれ U. S. Department of Health, Education and Welfare＝DHEW, Washington, D. C. 編）。*Research on the Fetus*, DHEW Publication No. (OS) 76-127, Appendix 76-128 ; *Research Involving Children*, DHEW Publ. No. (OS) 77-0004, App. 77-0005 ; *Research Involving Those Institutionalized As Mentally Infirm*, DHEW Publ. No. (OS) 78-0006, App. 78-0007 ; *Psychosurgery*, DHEW Publ. No. (OS) 77-0001, App. 77-0002, *Institutional Review Boards*, DHEW Publ. No. (OS) 78-0008, App. 78-0009. さらに，部局草案として存在する国家委員会の基礎資料のペーパーについては，1977年4月1日付の *Ethical Principles for Research Involving Human Subjects*（いわゆるベルモント・ペーパー（*Belmont Paper*)）参照。また，*Curran*, Governmental Regulation of the Use of Human Subjects in Medical Research : The Approach of Two Federal Agencies, in *P. A. Freund*, Experimentation with Human Subjects, London 1972, S. 402 ff. も，情報を与えてくれる。
3) なぜなら，例えば，*P. Adam* のように，妊娠12週目と20週目の間に中絶された胎児の研究の批判者に対して，「胎児が生きないであろうとすでに決めてしまっているとき，われわれは，いかなる権利を保護しなければならないのか」，と異議を唱える者もいるからである（Medical World News v.

8.6.1973 S. 21, zit. nach *P. Krauss*, Medizinischer Fortschritt und ärztliche Ethik, München 1974, S. 74)。

4) この種の研究の問題性について詳細なのは、*J. P. Wilson*, A Report on Legal Issues Involved in Research on the Fetus, in *National Commission*, Research on the Fetus App. Teil 14（前出 Anm. 2)である。

5) この不安は、様々な「審査委員会（review board)」や「倫理委員会」の良心的なコントロール活動を観察し、あるいは当該研究者と話し合ってみると――これは、私が1977年の夏にアメリカ合衆国に研究滞在していた間になしえたことであるが――、新聞・雑誌で表現されている以上に雰囲気として感じられる（また、*R. J. Levine*, Ethische Regeln für Humanexperimente：Spannungen zwischen der biomedizinischen Forschergemeinschaft und der U. S.-Bundesregierung, in：*A. Eser*, Forschung im Konflikt mit Recht und Ethik, Stuttgart 1976, S. 379 ff. をも参照)。いずれにせよ、もとより、国家による推進の撤回と関係した、1974年の国家研究法（National Reserach Act)による胎児についての一定の研究のためのモラトリアム（Public Law No. 93-348, Title II, §213, 88 Stat. 353)は、すでに生物医学的研究における認識可能な方向転換となった。*R. J. Levine*, The Impact on Fetal Research of the Report of the National Commission for the Protection of Human Subjects of Biomedical and Behavioral Research, in Villanova Law Review 22（1976/77) S. 367 ff. 参照。

6) 特に *H. Schröder*, Eigenmächtige Heilbehandlung im geltenden Recht und im Entwurf 1960, NJW 1961, 951 ff. 参照。シュレーダーによって展開された治療侵襲の刑法的把握のための原則のいまなお残っている意義については、*A. Eser* in *Schönke-Schröder*, StGB, 19. Aufl. 1978, §223 Rdnr. 31 ff. 参照。

7) ニュルンベルク・コード（＝NC)で重要なのは、10原則であって、それらは、アメリカの軍事第1法廷が医師訴訟において1947年8月20日の判決の基礎に据えたものである。起訴状および証言からの抜粋も付いている *Katz*,（Anm. 1) S. 292参照。*S. Wille*, NJW 1949, 377 にドイツ語訳が掲載されている。また、後出注⒇をも参照。

8)「研究および実験に携わる人々のための諸原則（Principles for Those in Research and Experimentation)」は、1954年の世界医師会第8回総会で採択された（World Medical Journal 1955, H. 2. S. 14 f.)。*Krauss*,（Anm. 3), S. 142/3 にドイツ語訳が掲載されている。

9)「被験者を伴う臨床研究における指導医への勧告（Recommendations Guiding Doctors in Clinical Research Involving Human Subjects)」は、1964年の世界医師会第18回総会で可決され、(BGesundBl. v. 16.7.1971, S. 189 f.)、1975年の東京における第29回世界医師会総会により修正された（ÄrzteBl. 1975, 3613 にドイツ語訳が掲載されている。成立史については、

Deutsch, NJW 1975, 2242 f. 参照)。さらに，1970年12月1日のスイス医学アカデミーの「人体に対する研究のための指針(Richtlinien für Forschungsuntersuchungen am Menschen)」(*J. Wunderli-K. Weisshaupt,* Medizin im Widerspruch, Olten-Freiburg i. Br. 1977, S. 253-256 に掲載されている)ならびにアメリカ心理学会の「心理学者の倫理的基準」の中で定められている「研究の事前対策(Research Precautions)」(Principle 16 ; *Katz,* Anm. 1, S. 315 に掲載されている)参照。1977年1月30日の新規定は，"Monitor"の1977年3月号に掲載されている。

10) しかしながら，ドイツ連邦医師会がこれまで東京決議の引受けをいまだなしえなかったので，ドイツ連邦共和国においては，まだそれすらもない。

11) この点については——特にドイツ語圏における初期の規制の諸努力についても——*E. Deutsch,* Das internationale Recht der experimentellen Medizin, NJW 1978, 570 ff. 参照。

12) その倫理的問題性が認識されていなかったり，あるいはそれどころかそれを認識していたにもかかわらず世間に対して公表できると考えられていたところの，公にされた研究の驚くべき数を，さもなくばいったいいかに説明すべきであろうか。この点について啓発されるところが多いのは，特に *M. H. Pappworth,* Menschen als Versuchskaninchen, Zürich 1968 および *H. K. Beecher,* Ethics and Clinical Research, in *Humber-Almeder,* (Anm. 1), S. 193 ff. によって呈示された資料である。さらに，*Katz*（Anm. 1), S. 284 ff. ならびに *E. Deutsch,* Medizin und Forschung vor Gericht, Karlsruhe 1978, S. 35 ff. および NJW 1978, 571 によって報告された諸事例参照。

13) この点について啓発されるところが多いのは，*B. H. Gray,* Human Subjects in Medical Experimentation, New York 1975, S. 10 ff. である。

14) エデリン医師（Dr. Edelin）は，少なくとも24週の胎児を，子宮壁から胎盤を取り出すことにより窒息死させたことで非難された。このセンセーショナルな訴訟および類似の訴訟手続についての詳細は，*Wilson,*（Anm. 4), S. 4 ff. に掲載されている。

15) *Levine,*（Anm. 5), Villanova L. Rev. 22（1976/77) 5. 374 f. 参照。

16) *J. Hübner,* Versuche am Menachen in ethischer Sicht, in *E. Kramm,* Experimente am Menschen, Stuttgart 1971, S. 53, 69 ff. 参照。

17) *A. Laufs,* Arztrecht, München 1977, S. 4 ff. 参照。

18) 「医師の裁量」のこのような誤解はよくあることだが，その詳細については，*A. Eser* in *A. Auer/H. Mensel/A. Eser,* Zwischen Heilauftrag und Sterbehilfe, Köln 1977. S. 78 ff.〔同書の紹介として甲斐克則＝井上祐司・判タ395号（1979）38頁以下がある。〕

19) 研究倫理の規制の法的コントロールの原則的問題性について一般的なものとして，*M. B. Visscher,* Ethical Constraints and Imperatives in Medical Research, Springfield 1975, S. 16 ff. がある。また，*Eser,* Forschung（Anm.

5), S. 20 ff. をも参照。
20) 確かに、かの絶対不可欠な法的核が最終的に明確に示されなかったので、裁判所は、いかなる要件が「性質上純粋に法的なもの」とみなされるべきかを未解決のままにしておくことができると考えた。第10原則に続く命題(bei *Katz*, Anm. 1, S. 306) 参照。NC [ニュルンベルク・コード] のその他の弱点については、*Deutsch*, NJW 1978, 573 をも参照。
21) 1966年12月19日の「市民的及び政治的権利に関する国際規約」(BGB 1. 1973 II S. 1534) は、ドイツ連邦共和国では、1976年6月14日の公布により1976年3月23日に発効した (BGB 1. 1976 II S. 1068)。以下、JP と略記する。
22) ともかく、わが国でもその危険性は認識されてきている。1978年2月15日に連邦政府によって公表された「試験管内において新規に組み合わせされた核酸による危険性に対する保護についての指針 (Richtlinien zum Schutz vor Gefahren durch in-vitro neukombinierte Nukleinsäuren)」を参照。遺伝子研究一般の問題性については、*B. Häring*, Ethics of Manipulation, New York 1975, S. 159 ff. および *Th. R. Merfens*, Human Genetics, New York 1975 参照。
23) この点について基本的なものは、*G. Wiese*, Persönlichkeitsrechtliche Grenzen sozialpsychologischer Experimente, in Festschrift für K. Duden, München 1977, S. 719 ff. である。
24) すでに *L. v. Bar*, Medizinische Forschung und Strafrecht, in Göttingen Festgabe für Regelsberger, 1901, S. 229, 231 が、ドイツ語圏における人体実験についてのおそらくは最初の包括的研究においてそう述べている。
25) その際、ここでは、治療侵襲の構成要件上の扱いと承諾の体系上の地位をめぐる論争が未解決のままとなりうる。この点についての詳細は、*Eser*. in *Schönke-Schröder* §223 Rdnr. 28 f.
26) まだいたるところで未解決のこの問題性について詳細なのは、*G. Grahlmann*, Heilbehandlung und Heilversuch, Stuttgart 1977 である。
27) 例えば、*Gray*, (Anm. 13), S. 56 ff. によって報告されている断食中絶研究 (starvation abortion study) においてはそうであり、そこでは、妊婦の断食によって、全体的なカロリー抑制に対する胎児の新陳代謝反応が研究されることになっていたのである。
28) 例えば、陣痛誘発研究 (labour induction study) (*Gray*, a. a. O., S. 59 ff.) におけるようなものであり、そこでは、何ら医学的必然性がない場合に人工的に陣痛を誘発させる新しい薬剤がテストされることになっていたのである。
29) 例えば、*F. Böth*, Das wissenschaftlich-medizinische Humanexperiment, NJW 1967, 1493/4, *D. Giesen*, Die zivilrechtliche Haftung des Arztes bei neuen Behandlungsmethoden und Experimenten, Bielefeld

1976, S. 18 参照。
30) *H. Jonas*, Philosophical Reflexions, in *Humber-Almeder*, (Anm. 1), S. 217/9 参照。
31) しかしまた，*Levine* (Anm. 5), Villanova L. Rev. 22 (1976/77), S. 377 ff. も参照。
32) 限界づけの問題性については，*Deutsch*, Medizin (Anm. 12) S. 38 ff. をも参照。
33) このような経歴および威信に関係づけられた動機が人体実験の発展にとって小さからざる意義を有していることは，関係する有識者たちによってしばしば認められている。*Beecher*, (Anm. 12), S. 195 参照。
34) 例えば，*Jonas*, (Anm. 30), S. 220 ff. は，人体実験の目的設定をこのような「惨事を防止すること」に限定しているように思われる。
35) *A. J. Dyck / H. W. Richardson*, Moral Justification for Research Using Human Subjects, in *Humber-Almeder*, (Anm. 1), S. 243 ff. は，このような「人類の希望を増進させること」の中に，まさに正当な研究目的をも見出しているといえよう。しかし，これについては，後出3の3注(68)をも参照。
36) *Wiese*, (Anm. 23), S. 725 ff. 参照。
37) これは，人体実験の場合には——治療行為と治療的実験の場合とは異なり——すでに客観的な適応性（Indiziertheit）が欠けるという理由による。*Eser* in *Schönke-Schröder* §223 Rdnr. 32 bzw. 49 f. 参照。
38) *Lenckner* in *Schönke-Schröder* Vorbem. 36, 103 ff. vor §32 参照。
39) 例えば，食料品研究における殺虫剤実験 (Pestizidversuchen) の放射作用の場合がそうである。*Dyck-Richardson*, (Anm. 35), S. 246 f. 参照。
40) 対照被験者の場合の特別な問題性に注意を向けさせたのは，疑いなく *M. Fincke*, Arzneimittelprüfung—Stratbare Versuchsmethoden, Karsluhe 1977 の功績である。もちろん彼がそこで，プラセボや二重盲検（Doppelblindversuch）はそれによって対照患者に検査すべき（そしてたぶんより良い）薬理が知ららされないであろうがゆえに原則として可罰的であるという警告的な結論に到達するとき，彼は，不作為による（いずれにせよ可能な）帰責のためには通常，相応の保障義務が欠けているといえるであろうことを誤解しているように思われる。なぜなら，治療義務は，原則として，検査済みの有効な薬剤の投与にのみ向けられうるからであり，そして事前に予測されたこの安全性は，まさに試験によってはじめてもたらされるべきだからである。また，*S. Kaller*, Angriff auf den Fortschritt der Medizin, in Fortschritte der Medizin 42 (1977) S. 2570 ff. をも参照。
41) *J. Fletcher*, Realities of Patient Consent to Medical Research, in *Humber/Almeder*, (Anm. 1), S. 261 ff. ならびに *Jonas* ebda. S. 234 ff. 参照。それゆえ，薬事法41条により医薬品検査に患者を関係させることについての特別な要件は，正当な根拠を有しているのである。——同じような注

意は，受刑者についての研究の場合にも必要である。*P. Singer*, Consent of the Unfree, in Law and Human Behavior 1 (1977) S. 1 ff. 参照。
42) 後出3の2参照。
43) *Beecher*, (Anm. 12), S. 196, 205 は，とりわけ危険な研究の場合にこの結論を引いてこなければならないと考えている。また，*Pappworth*, (Anm. 12), S. 13, 20, 36 f., 52, 62 ff., *Krauss*, (Anm. 3), S. 93 ならびに興ざめするほど率直ながら *Kienle* in einer Bundestags-Anhörung zum ArzneimittelG（連邦議会での薬事法についての聴聞意見）をも参照。「（臨床実験を）したいとき，彼らは，患者に説明する必要がない」。「彼らが患者に説明をするとき，彼らは，それ（試験）をしているのではない」(*Fincke*, Anm. 40, S. 128 より引用)。
44) 被験者のリクルートがどの程度うまくいっているのか，そして彼らの内面的なあり方がいかに多面的であるかは，例えば，*Gray*, (Anm. 13), S. 127 ff. が明らかにしている。
45) この点について一般的なものとして，「当該子どもの研究」と「精神遅滞者」に関する委員会報告書（Anm. 2) がある。
46) *v. Bar*, (Anm. 24), S. 243 は，すでに原則としてこのことを否定している。臓器提供の場合について，*Laufs*, (Anm. 17), S. 44 f. も同旨である。また，*Giesen*, (Anm. 29), S. 23 も，これに疑念を抱いている。それゆえ，薬事法40条4項では，未成年者の承諾の補充は，正当にも，原則として付加的な利益衡量に依存せしめられているが，その際，ここでは，この解決策が十分うまくいくかどうかは，もちろん留保しておかなければならない。
47) 被験者のための努力の中で研究者の権利も忘れ去られてはならないことは，とりわけ「医学研究職の観点」から，*M. B. Shimkin,* in *Humber-Almeder*, (Anm. 1), S. 207, 214 ff. によって強調されている。
48) この点については，例えば，*V. Blasi*, Das Journalistenprivileg und das Forscherprivileg, in *Eser*, Forschung (Anm. 5), S. 100 ff. 参照。
49) *Schmitt Glaeser*, Die Freiheit der Forachung, in *Eser*, Forschung (Anm. 5), S. 78 ff. 参照。
50) *Schmitt Glaeser,* a. a. O., S. 87 ff., 92 ff.
50 a) 最近では，ヘッセン州の大学法（UnivG）について連邦憲法裁判所が同旨の判決を下している。BVerfG NJW 1978, 1621 ff.
51) *Wiese*, (Anm 23), S. 741 ff. 参照。特に，当初は国家による干渉からの防衛に向けられていた研究の自由が研究者と被験者との関係にとってもどの程度重要であるかという問題についても，同文献参照。
52) その際，承諾の犯罪体系上の位置づけがすでに構成要件を阻却するものか違法性を阻却するものかは，ここでは留保しておくこととする。この点について一般的なものとして，*Lenckner,* in *Schönke-Schröder*, Vorbem. 29 ff. vor §32 がある。

53) 例えば，一方では HTDI［ヘルシンキ・東京宣言］・9，Ⅲ・2 による承諾の要件，他方では HTDI・11 による法定代理人の合意による補充可能性を参照。
54) NC 原則第 6 原則によればすでにそうである。さらに HTD 1・4-6 参照。
55) このことは，とりわけ最初に承諾が放棄不可能な「構造的価値」として示されるときのことであるが，しかしその場合，この価値は，むしろ意外にも「主張者」としての医師によって補充されるべきである。*Dyck-Richardson*, (Anm 35), S. 245 f. ないし 252 f. が，そうである。
56) HTDI・3 参照。
57) HTDI・12 ならびに後出 4 の 2 参照。
58) 前出注(54)参照。
59) そして，この正当化の禁止が立法論上も揺るがせられるべきでないということは，安楽死擁護に取り組んでいる人々によっても容認されている。このことは，当然ながら，責任があると宣告されるにもかかわらず主観的事由（重病者に対する同情による動機づけ，優越的研究利益）を顧慮して刑を免除することを排除しないであろう。*Eser*, Suizid und Euthanasie ala human- und sozialwissenschaftliches Problem, Stuttgart 1976, S. 400〔紹介として，甲斐克則＝井上祐司・判タ 353 号（1978）69 頁以下がある〕およびそこに掲載されている文献参照。
60) *Stree,* in *Schönke-Schröder*, §226 a Rdnr. 5.
61) *Schmidhäuser*, Strafrecht, Allg. Teil, Tübingen 2. Aufl. 1975, S. 272.
62) *Hirsch*, in Leipziger Kommentar zum StGB（＝LK），Berlin 9. Aufl. 1970, §226 a Rdnr 7, *Stratenwerth*, Strafrecht, Allg. Teil, 2. Aufl. Köln 1976, S. 127 参照。
63) NC（Grundsatz 1 i. V. m. 4-6）および HTD（Ⅰ.4 iV. m.Ⅰ.9, Ⅲ.2）も，すでに承諾要因と利益・リスク要因とのこのような「累積的」結合の意味において理解することが許されるであろう。おそらく，*Böth*, NJW 1967, 1495, *Deutsch*, NJW 1978, 574, *Giesen*, （Anm 29），S. 23 ならびにすでに *Heinitz*, Ärztliche Experimente am lebenden Menschen, JR 1951, 333/4 も同旨であろう。利益とリスクの衡量にとって重要な諸要因については，例えば，*Dyck-Richardson*, （Anm. 35），S. 249 ff. ならびに *R. J. Levine*, The Role of Assessment of Risk-Benefit-Criteria in the Determination of the Appropriateness of Research Involving Human Subjects, 1975（Bericht für die National Commission, Anm. 1) 参照。
64) とりわけ HTDI・11，スイス医学アカデミー指針（Anm. 9）Ⅱ. 8, *Deutsch*, NJW 1978, 574（V. 5)参照。
65) 前出注(46)参照。
66) それゆえ，*R. J. Bonnie-P. B. Hoffmann*, A Reappraisal of Informed Consent, in *R. L. Bogolmy*, Human Experimentation, Dallas 1975, S. 52 ff. が，代行承諾の中に「小さな変化」のみならず，「インフォームド・コン

セント・ドクトリン」からの「逸脱」をも見いだしているとき (S. 69 f.), それは適切である。

67) 前出注(43)参照。
67 a)「許された危険」の基盤と限界についての一般的なものとして, *Lenckner,* in *Schönke-Schröder*, Vorbem. 100, 107 b vor §32 およびそこに掲載された文献がある。また, *Fincke,* (Anm. 40), S. 194 ff. をも参照。
68) *Jonas,* (Anm. 30), S. 220 ff. また, 前出注(34), (35)をも参照。
69) また, NC 第5原則をも参照。
70) *Grahlmann,* (Anm. 26), S. 36 ff.
71) *Eser*, Wahrnehmung berechtigter Interessen als allgemeiner Rechtfertigungsgrund, Bad Homburg 1969, S. 40 ff.
72) *Eser,* a. a O., S. 45 f. これに対して, 社会科学的観察および調査によるその他の人格侵害の場合には, 正当な利益の承認（Wahrnehmung berechtigter Interessen）という正当化事由を引き合いに出すことは, いずれにせよ, 原則として排除されない。*Wiese,* (Anm. 23), S. 742 ff. 参照。
73) *Dyck-Richardson,* (Anm. 35), S. 249 ff. 参照。
74) この点については, 特に *Fletcher,* (Anm. 41), S. 274 f.
75) この点についての詳細は, *Hershey-Miller*（Anm. 2) S. 13 ff., 47 ff. さらに「施設内審査委員会（Internal Review Boards)」に関する国家委員会レポート（Anm. 2）をも参照。
76) また, この点について示唆深いのは, *Hershey-Miller,*（Anm. 2), S. 15 ff. ならびに *Shimkin,* (Anm. 47), S. 208 ff. である。
77) 薬事法 40 条 1 項 8 号, 3 項, ならびに *Deutsch,* Medizin (Anm. 12), S. 44 ff. 参照。この点については, 1977 年 1 月の国家委員会の「被験者の補償（Compensation of the Injured Research Subjects)」に関する部局員草案（Anm. 1) をも参照。すでに, トリウム実験（Thorotrastversuche）についての BGHZ 20, 61/6 ff. は,「被害補償（Aufopferungsentschädigung)」と同義である。
78) *Shimkin,* (Anm. 47), S. 212 ならびに *R. J. Levine,* Ethical Considerations in Publication of the Results of Research Involving Human Subjects, in Clinical Research 22 (1973) Nr. 4 をも参照。
79) 代案の一定の人格危殆化犯において予定されている審査機関とほぼ比肩可能なものである。§§ 152 ff. AE-BT, Straftaten gegen die Person, 2. Hbbd. Tübingen 1971, Begr. S. 49 f. 参照。
80) 狭義の人工妊娠中絶（刑法 218 条）との関係では制裁が緩和されている相談義務および適応性確認義務違反（刑法 218 条 b, 219 条）にほぼ類似のものである。

〈付録2〉

ヘルシンキ宣言

ヒトを対象とする医学研究の倫理的原則

翻訳　日本医師会

1964年6月，フィンランド，ヘルシンキの第18回WMA総会で採択
1975年10月，東京の第29回WMA総会で修正
1983年10月，イタリア，ベニスの第35回WMA総会で修正
1989年9月，香港，九龍の第41回WMA総会で修正
1996年10月，南アフリカ共和国，サマーセットウエストの第48回WMA総会で修正
2000年10月，英国，エジンバラの第52回WMA総会で修正

A．序　言

1. 世界医師会は，ヒトを対象とする医学研究に関わる医師，その他の関係者に対する指針を示す倫理的原則として，ヘルシンキ宣言を発展させてきた。
   ヒトを対象とする医学研究には，個人を特定できるヒト由来の材料及び個人を特定できるデータの研究を含む。
2. 人類の健康を向上させ，守ることは，医師の責務である。医師の知識と良心は，この責務達成のために捧げられる。
3. 世界医師会のジュネーブ宣言は，「私の患者の健康を私の第一の関心事とする」ことを医師に義務づけ，また医の倫理の国際綱領は，「医師は患者の身体的及び精神的な状態を弱める影響をもつ可能性のある医療に際しては，患者の利益のためにのみ行動すべきである」と宣言している。
4. 医学の進歩は，最終的にはヒトを対象とする試験に一部依存せざるを得

ない研究に基づく。
5. ヒトを対象とする医学研究においては，被験者の福利に対する配慮が科学的及び社会的利益よりも優先されなければならない。
6. ヒトを対象とする医学研究の第一の目的は，予防，診断及び治療方法の改善並びに疾病原因及び病理の理解の向上にある。

 最善であると証明された予防，診断及び治療方法であっても，その有効性，効果，利用し易さ及び質に関する研究を通じて，絶えず再検証されなければならない。
7. 現在行われている医療や医学研究においては，ほとんどの予防，診断及び治療方法に危険及び負担が伴う。
8. 医学研究は，すべての人間に対する尊敬を深め，その健康及び権利を擁護する倫理基準に従わなければならない。

 弱い立場にあり，特別な保護を必要とする研究対象集団もある。

 経済的及び医学的に不利な立場の人々が有する特別のニーズを認識する必要がある。

 また，自ら同意することができないまたは拒否することができない人々，強制下で同意を求められるおそれのある人々，研究からは個人的に利益を得られない人々及びその研究が自分のケアと結びついている人々に対しても，特別な注意が必要である。
9. 研究者は，適用される国際的規制はもとより，ヒトを対象とする研究に関する自国の倫理，法及び規制上の要請も知らなければならない。いかなる自国の倫理，法及び規制上の要請も，この宣言が示す被験者に対する保護を弱め，無視することが許されてはならない。

B．すべての医学研究のための基本原則

10. 被験者の生命，健康，プライバシー及び尊厳を守ることは，医学研究に携わる医師の責務である。
11. ヒトを対象とする医学研究は，一般的に受け入れられた科学的原則に従

い，科学的文献の十分な知識，他の関連した情報源及び十分な実験並びに適切な場合には動物実験に基づかなければならない。

12. 環境に影響を及ぼすおそれのある研究を実施する際の取扱いには十分な配慮が必要であり，また研究に使用される動物の生活環境も配慮されなければならない。

13. すべてヒトを対象とする実験手続の計画及び作業内容は，実験計画書の中に明示されていなければならない。

    この計画書は，考察，論評，助言及び適切な場合には承認を得るために，特別に指名された倫理審査委員会に提出されなければならない。

    この委員会は，研究者，スポンサー及びそれ以外の不適当な影響を及ぼすすべてのものから独立であることを要する。

    この独立した委員会は，研究が行われる国の法律及び規制に適合していなければならない。

    委員会は進行中の実験をモニターする権利を有する。研究者は委員会に対し，モニターの情報，特にすべての重篤な有害事象について情報を報告する義務がある。

    研究者は，資金提供，スポンサー，研究関連組織との関わり，その他起こり得る利害の衝突及び被験者に対する報奨についても，審査のために委員会に報告しなければならない。

14. 研究計画書は，必ず倫理的配慮に関する言明を含み，またこの宣言が言明する諸原則に従っていることを明示しなければならない。

15. ヒトを対象とする医学研究は，科学的な資格のある人によって，臨床的に有能な医療担当者の監督下においてのみ行われなければならない。

    被験者に対する責任は，常に医学的に資格のある人に所在し，被験者が同意を与えた場合でも，決してその被験者にはない。

16. ヒトを対象とするすべての医学研究プロジェクトは，被験者または第三者に対する予想し得る危険及び負担を，予見可能な利益と比較する注意深い評価が事前に行われていなければならない。

このことは医学研究における健康なボランティアの参加を排除しない。すべての研究計画は一般に公開されていなければならない。

17. 医師は，内在する危険が十分に評価され，しかもその危険を適切に管理できることが確信できない場合には，ヒトを対象とする医学研究に従事することを控えるべきである。

    医師は，利益よりも潜在する危険が高いと判断される場合，または有効かつ利益のある結果の決定的証拠が得られた場合には，すべての実験を中止しなければならない。

18. ヒトを対象とする医学研究は，その目的の重要性が研究に伴う被験者の危険と負担にまさる場合にのみ行われるべきである。これは，被験者が健康なボランティアである場合は特に重要である。

19. 医学研究は，研究が行われる対象集団が，その研究の結果から利益を得られる相当な可能性がある場合にのみ正当とされる。

20. 被験者はボランティアであり，かつ十分説明を受けた上でその研究プロジェクトに参加するものであることを要する。

21. 被験者の完全無欠性を守る権利は常に尊重されることを要する。

    被験者のプライバシー，患者情報の機密性に対する注意及び被験者の身体的，精神的完全無欠性及びその人格に関する研究の影響を最小限に留めるために，あらゆる予防手段が講じられなければならない。

22. ヒトを対象とする研究はすべて，それぞれの被験予定者に対して，目的，方法，資金源，起こり得る利害の衝突，研究者の関連組織との関わり，研究に参加することにより期待される利益及び起こり得る危険並びに必然的に伴う不快な状態について十分な説明がなされなければならない。対象者はいつでも報復なしに，この研究への参加を取りやめ，または参加の同意を撤回する権利を有することを知らされなければならない。対象者がこの情報を理解したことを確認した上で，医師は対象者の自由意志によるインフォームド・コンセントを，望ましくは文書で得なければならない。

文書による同意を得ることができない場合には，その同意は正式な文書に記録され，証人によって証明されることを要する。
23. 医師は，研究プロジェクトに関してインフォームド・コンセントを得る場合には，被験者が医師に依存した関係にあるか否か，または強制の下に同意するおそれがあるか否かについて，特に注意を払わなければならない。

もしそのようなことがある場合には，インフォームド・コンセントは，よく内容を知り，その研究に従事しておらず，かつそうした関係からまったく独立した医師によって取得されなければならない。
24. 法的無能力者，身体的若しくは精神的に同意ができない者，または法的に無能力な未成年者を研究対象とするときには，研究者は適用法の下で法的な資格のある代理人からインフォームド・コンセントを取得することを要する。

これらのグループは，研究がグループ全体の健康を増進させるのに必要であり，かつこの研究が法的能力者では代替して行うことが不可能である場合に限って，研究対象に含めることができる。
25. 未成年者のように法的無能力であるとみられる被験者が，研究参加についての決定に賛意を表することができる場合には，研究者は，法的な資格のある代理人からの同意のほかさらに未成年者の賛意を得ることを要する。
26. 代理人の同意または事前の同意を含めて，同意を得ることができない個人被験者を対象とした研究は，インフォームド・コンセントの取得を妨げる身体的/精神的情況がその対象集団の必然的な特徴であるとすれば，その場合に限って行わなければならない。

実験計画書の中には，審査委員会の検討と承認を得るために，インフォームド・コンセントを与えることができない状態にある被験者を対象にする明確な理由が述べられていなければならない。その計画書には，本人あるいは法的な資格のある代理人から，引き続き研究に参加する同意を

できるだけ早く得ることが明示されていなければならない。
27. 著者及び発行者は倫理的な義務を負っている。

研究結果の刊行に際し，研究者は結果の正確さを保つよう義務づけられている。

ネガティブな結果もポジティブな結果と同様に，刊行または他の方法で公表利用されなければならない。

この刊行物中には，資金提供の財源，関連組織との関わり及び可能性のあるすべての利害関係の衝突が明示されていなければならない。

この宣言が策定した原則に沿わない実験報告書は，公刊のために受理されてはならない。

C. メディカル・ケアと結びついた医学研究のための追加原則

28. 医師が医学研究をメディカル・ケアと結びつけることができるのは，その研究が予防，診断または治療上価値があり得るとして正当であるとされる範囲に限られる。

医学研究がメディカル・ケアと結びつく場合には，被験者である患者を守るためにさらなる基準が適用される。

29. 新しい方法の利益，危険，負担及び有効性は，現在最善とされている予防，診断及び治療方法と比較考量されなければならない。

ただし，証明された予防，診断及び治療方法が存在しない場合の研究において，プラシーボまたは治療しないことの選択を排除するものではない。

30. 研究終了後，研究に参加したすべての患者は，その研究によって最善と証明された予防，診断及び治療方法を利用できることが保障されなければならない。

31. 医師はケアのどの部分が研究に関連しているかを患者に十分説明しなければならない。

患者の研究参加の拒否が，患者と医師の関係を断じて妨げるべきではな

い。
32. 患者治療の際に，証明された予防，診断及び治療方法が存在しないときまたは効果がないとされているときに，その患者からインフォームド・コンセントを得た医師は，まだ証明されていないまたは新しい予防，診断及び治療方法が，生命を救い，健康を回復し，あるいは苦痛を緩和する望みがあると判断した場合には，それらの方法を利用する自由があるというべきである。

　可能であれば，これらの方法は，その安全性と有効性を評価するために計画された研究の対象とされるべきである。

　すべての例において，新しい情報は記録され，また適切な場合には，刊行されなければならない。この宣言の他の関連するガイドラインは，この項においても遵守されなければならない。

著者略歴
甲斐克則（かい かつのり）
1954年10月　大分県朝地町（現・豊後大野市）に生まれる
1977年3月　九州大学法学部卒業
1982年3月　九州大学大学院法学研究科博士課程単位取得
1982年4月　九州大学法学部助手
1984年4月　海上保安大学校専任講師
1987年4月　海上保安大学校助教授
1991年4月　広島大学法学部助教授
1993年4月　広島大学法学部教授
2002年10月　法学博士（広島大学）
2004年4月　早稲田大学大学院法務研究科教授。現在に至る
主要著書・訳書
アルトゥール・カウフマン『責任原理——刑法的・法哲学的研究——』（2000年・九州大学出版会）
『海上交通犯罪の研究』（2001年・成文堂）
『安楽死と刑法』（2003年・成文堂）
『尊厳死と刑法』（2004年・成文堂）
『医事刑法への旅Ⅰ』（2004年・現代法律出版）
『責任原理と過失犯論』（2005年・成文堂）
『生殖医療と刑法』（2010年・成文堂）
『医療事故と刑法』（2012年・成文堂）

被験者保護と刑法
Protection of Human Subjects and Criminal Law
医事刑法研究第3巻

2005年11月20日　初版第1刷発行
2014年12月20日　初版第2刷発行

著　者　甲　斐　克　則
発行者　阿　部　耕　一
〒162-0041　東京都新宿区早稲田鶴巻町514番地
発行所　株式会社　成文堂
電話 03(3203)9201(代)　Fax (3203)9206
http://www.seibundoh.co.jp

製版・印刷　三報社印刷　　　製本　佐抜製本

☆乱丁・落丁はおとりかえいたします☆　検印省略
© 2005 K. Kai Printed in Japan
ISBN 4-7923-1703-7 C3032

定価（本体2500円＋税）

甲斐克則著　医事刑法研究シリーズ

第1巻	安楽死と刑法	本体 2,500 円
第2巻	尊厳死と刑法	本体 2,500 円
第3巻	被験者保護と刑法	本体 2,500 円
第4巻	生殖医療と刑法	本体 2,800 円
第5巻	医療事故と刑法	本体 2,800 円